专家细说
女性常见病

一本书读懂女性常见病的诊、治、养、防

中山大学附属第三医院副主任医师，医学博士] 刘穗玲
中山大学附属第三医院主任医师，博士生导师] 李小毛 } 主编

北京出版集团公司

北京出版社

图书在版编目（CIP）数据

专家细说女性常见病／刘穗玲，李小毛主编. — 北京：北京出版社，2017.1
（专家细说常见病／翁建平，吴斌主编）
ISBN 978-7-200-12635-8

Ⅰ．①专… Ⅱ．①刘… ②李… Ⅲ．①妇科病—常见病—防治 Ⅳ．①R711

中国版本图书馆 CIP 数据核字（2016）第 303680 号

专家细说常见病
专家细说女性常见病
ZHUANJIA XISHUO NÜXING CHANGJIANBING
刘穗玲　李小毛　主编

*
北 京 出 版 集 团 公 司　出版
北 京 出 版 社
（北京北三环中路 6 号）
邮政编码：100120
网　　　　址：www . bph . com . cn
北 京 出 版 集 团 公 司 总 发 行
新 华 书 店 经 销
北 京 画 中 画 印 刷 有 限 公 司 印 刷
*
787 毫米×1092 毫米　32 开本　8.125 印张　157 千字
2017 年 1 月第 1 版　2017 年 1 月第 1 次印刷
ISBN 978-7-200-12635-8
定价：22.00 元
如有印装质量问题，由本社负责调换
质量监督电话：010-58572393
责任编辑电话：010-58572281

编委会名单

丛书主编：翁建平　吴　斌

丛书副主编：朱延华　杨翠华　邹丽媛

本书主编：刘穗玲　李小毛

本书编者：（以姓氏笔画为序）

　　　　　丁　杰　　王　佳　　邓柳枝　　叶青剑

　　　　　叶敏娟　　叶辉霞　　成　娟　　刘　冬

　　　　　苏淑军　　李文薇　　李依芬　　李梦熊

　　　　　杨晓辉　　张　旭　　欧阳婧　　郑泽纯

　　　　　禹　夜　　高慧娟　　梁常艳　　曾　峥

　　　　　曾　智　　熊　茜

致读者

　　"专家细说常见病"丛书是一套由中山大学附属第三医院各科专家倾力编写完成的医学科普图书，第一辑共13个分册。《专家细说女性常见病》一书由刘穗玲博士和李小毛教授担任主编，本书对广大女性朋友应当了解和掌握的疾病防治知识进行了系统而全面的介绍。本书可作为您患病时的诊治参考，同时也是广大女性朋友的健康必备工具书。本书内容权威、实用，希望您能够从中获益，战胜疾病，享受健康！

目录
CONTENTS

外阴阴道假丝酵母菌病

1. 什么是外阴阴道假丝酵母菌病? ………………………… 2
2. 假丝酵母菌是如何引起外阴阴道假丝酵母菌病的? ……… 3
3. 外阴阴道假丝酵母菌病有什么表现? ……………………… 3
4. 如何诊断外阴阴道假丝酵母菌病? ………………………… 4
5. 如何治疗单纯性外阴阴道假丝酵母菌病? ………………… 4
6. "消炎药"可以治疗单纯性外阴阴道假丝酵母菌病吗? … 5
7. 患单纯性外阴阴道假丝酵母菌病是否需要做阴道冲洗? … 5
8. 复发性外阴阴道假丝酵母菌病应该如何治疗? …………… 6
9. 单纯性外阴阴道假丝酵母菌病患者的性伴侣是否需要治疗?
   ……………………………………………………………… 7
10. 孕妇患单纯性外阴阴道假丝酵母菌病如何治疗? ………… 7
11. 为什么单纯性外阴阴道假丝酵母菌病容易反复发作? … 8
12. 如何防止单纯性外阴阴道假丝酵母菌病发生和复发? …… 9

细菌性阴道病

1.什么是细菌性阴道病? …………………… 12

2.什么是正常的阴道菌群? …………………… 12

3.什么情况会诱发细菌性阴道病? …………… 13

4.细菌性阴道病是性病吗? …………………… 13

5.细菌性阴道病会引起其他疾病吗? ………… 13

6.细菌性阴道病有什么症状? ………………… 13

7.如何诊断细菌性阴道病? …………………… 14

8.普通妇女患细菌性阴道病如何治疗? ……… 14

9.细菌性阴道病患者的性伴侣需要治疗吗? … 14

10.孕妇患细菌性阴道病需要治疗吗? ……… 14

11.细菌性阴道病反复发作怎么办? ………… 15

12.细菌性阴道病治疗期间可以同房吗? …… 15

13.如何预防细菌性阴道病? ………………… 15

滴虫性阴道炎

1.什么是滴虫性阴道炎? ……………………… 18

2.滴虫性阴道炎有什么症状? ………………… 18

3.滴虫性阴道炎是怎么得的? ………………… 18

4.谁容易患滴虫性阴道炎? …………………… 19

5.滴虫性阴道炎如何治疗? …………………… 19

6.滴虫性阴道炎会传染吗? …………………… 19

7.孕妇患滴虫性阴道炎怎么办? ……………… 20

宫颈炎

1.什么是子宫颈? ……………………………… 22

2.宫颈炎分几类? …………………………… 23

3.宫颈糜烂是严重的宫颈疾病吗? ……… 23

4.得了宫颈炎就容易得宫颈癌吗? ……… 24

5.如何诊断宫颈炎? ………………………… 24

6.宫颈肥大需要治疗吗? …………………… 25

7.宫颈纳氏囊肿是什么病? ………………… 25

8.宫颈息肉怎么处理? ……………………… 25

9.急性宫颈炎是否需要治疗? ……………… 26

10.急性宫颈炎如何治疗? ………………… 26

11.慢性宫颈炎如何治疗? ………………… 27

12.如何预防宫颈炎? ……………………… 28

盆腔炎

1.什么是盆腔炎? …………………………… 32

2.盆腔炎多见吗? …………………………… 33

3.导致盆腔炎的病原体来自哪里? ……… 34

4.盆腔炎的感染途径有哪些? ……………… 34

5.盆腔炎的高危人群有哪些? ……………… 35

6.盆腔炎有哪些临床表现? ………………… 35

7.诊断盆腔炎需要做哪些检查? …………… 36

8.如何诊断盆腔炎? ………………………… 37

9.盆腔炎要和哪些疾病进行鉴别? ……… 37

10.盆腔炎如何治疗?什么情况下需要住院? …… 38

11.盆腔炎需要做手术吗? ···················· 40

12.盆腔炎的后遗症有哪些? ·················· 41

13.盆腔炎患者的性伴侣需要治疗吗? ·········· 41

14.如何预防盆腔炎? ······················· 41

子宫肌瘤

1.什么是子宫肌瘤? 子宫肌瘤的病因是什么? ····· 44

2.子宫肌瘤长什么样? 什么是肌瘤变性? ········ 45

3.什么情况预示着子宫肌瘤的发生? ············ 46

4.哪些检查手段可以帮助发现子宫肌瘤? ········ 47

5.如何诊断子宫肌瘤? ······················· 48

6.如何治疗子宫肌瘤? ······················· 49

7.肌瘤剔除术后, 患者应注意些什么? ·········· 53

8.子宫切除术后, 患者应注意些什么? ·········· 53

9.如何预防子宫肌瘤? ······················· 54

子宫内膜癌

1.什么是子宫内膜癌? ······················· 58

2.子宫内膜癌有哪些发病危险因素? ············ 59

3.为什么患子宫内膜癌的人越来越多? ·········· 60

4.子宫内膜癌有哪些类型? ··················· 61

5.雌激素与子宫内膜癌有什么关系? ············ 61

6.子宫内膜癌的表现是什么? ················· 62

7.诊断子宫内膜癌要进行哪些检查? ············ 63

8.子宫内膜癌容易和哪些疾病混淆? ············ 65

9.如何治疗子宫内膜癌? ····················· 66

10.哪些子宫内膜癌患者需要化疗？ …………………… 67

11.子宫内膜癌患者能保留卵巢吗？ …………………… 67

12.子宫内膜癌患者能保留生育功能吗？ ……………… 68

13.子宫内膜癌患者如何随访复查？ …………………… 69

14.子宫内膜癌会复发吗？ ……………………………… 70

15.如何预防子宫内膜癌？ ……………………………… 71

人类乳头瘤病毒与宫颈疾病

1.得了宫颈糜烂怎么办？ ……………………………… 74

2.宫颈疾病有哪些？ …………………………………… 75

3.什么是人类乳头瘤病毒？ …………………………… 76

4.人类乳头瘤病毒的传播途径有哪些？ ……………… 77

5.人类乳头瘤病毒可导致哪些宫颈病变？ …………… 78

6.感染了人类乳头瘤病毒怎么办？ …………………… 80

7.如何预防人类乳头瘤病毒感染？ …………………… 82

8.如何进行宫颈癌筛查？ ……………………………… 83

宫颈癌

1.什么是宫颈癌？ ……………………………………… 86

2.宫颈糜烂、宫颈炎、宫颈癌是一回事吗？ ………… 86

3.为什么宫颈癌的发病年轻化了？ …………………… 87

4.为什么会得宫颈癌？将来人类可以完全预防宫颈癌吗？
   可以消灭宫颈癌吗？ ……………………………… 88

5.常规的妇科检查，医生能分辨出宫颈炎、宫颈病变、宫颈
   癌吗？ ……………………………………………… 89

6.宫颈癌有什么危险信号？ …………………………… 89

7.如何诊断宫颈癌? ………………………………… 91

8.如何治疗宫颈癌? ………………………………… 91

9.宫颈癌的治疗效果怎么样? ……………………… 92

10.宫颈癌治疗期间如何进行家庭养护? …………… 93

11.如何预防宫颈癌? ………………………………… 93

卵巢癌

1.什么是卵巢癌? …………………………………… 96

2.卵巢癌的病因是什么? 哪些人容易得? ………… 96

3.卵巢癌的症状是什么? …………………………… 97

4.如何诊断卵巢癌? ………………………………… 98

5.卵巢癌的治疗手段有哪些? ……………………… 98

6.如何进行卵巢癌的筛查? ………………………… 99

葡萄胎

1.什么是葡萄胎? …………………………………… 102

2.完全性葡萄胎发生的危险因素有哪些? ………… 102

3.部分性葡萄胎发生的危险因素有哪些? ………… 103

4.葡萄胎有什么临床表现? ………………………… 104

5.什么检查可以明确葡萄胎的诊断? ……………… 105

6.哪些因素会导致完全性葡萄胎发生局部侵犯和（或）远处

　转移? ……………………………………………… 106

7.部分性葡萄胎有无局部侵犯和（或）远处转移的危险? … 107

8.葡萄胎应与哪些疾病进行鉴别? ………………… 107

9.葡萄胎应如何治疗? ……………………………… 108

10.葡萄胎排空后，绒毛膜促性腺激素的消退规律是怎样的？
.... 109

11.葡萄胎治疗后应该如何定期复查？ 109

12.如何预防葡萄胎的发生？ 110

子宫内膜异位症

1.什么是子宫内膜异位症？ 112

2.子宫内膜异位症是什么原因造成的？ 113

3.患了子宫内膜异位症会有什么表现？ 113

4.如何诊断子宫内膜异位症？ 114

5.患了子宫内膜异位症怎么办？ 115

6.什么药物可以治疗子宫内膜异位症？ 116

7.子宫内膜异位症什么时候需要手术？ 117

8.治疗子宫内膜异位症有哪些手术方式？ 117

9.手术前后是否需要药物治疗？ 118

10.如何预防子宫内膜异位症？ 118

子宫腺肌病

1.什么是子宫腺肌病？ 120

2.子宫腺肌病长什么样？ 121

3.子宫腺肌瘤和子宫肌瘤有什么不同？ 121

4.什么人容易得子宫腺肌病？ 121

5.子宫腺肌病有什么症状？ 122

6.子宫腺肌病的妇科查体结果有什么特点？ 123

7.哪些检查手段可以帮助诊断子宫腺肌病？ 123

8.如何治疗子宫腺肌病？ 124

9.子宫腺肌病患者在饮食方面有什么禁忌？ ·················· 127

10.子宫腺肌病患者吃什么好？ ····························· 128

11.如何预防子宫腺肌病？ ······························· 128

子宫脱垂

1.什么是子宫脱垂？ ·································· 130

2.子宫的正常位置在哪里？子宫正常位置的维持需要靠哪些
结构？ ··· 130

3.为什么会出现子宫脱垂？ ····························· 131

4.哪些人容易出现子宫脱垂？ ··························· 132

5.子宫脱垂有什么表现？又有哪些危害？ ··················· 133

6.子宫脱垂如何治疗？吃药能治好吗？ ····················· 134

7.子宫脱垂能预防吗？ ································· 136

异常子宫出血

1.什么是异常子宫出血？ ······························· 138

2.正常的月经是怎样的？ ······························· 138

3.异常子宫出血有哪些表现？ ··························· 139

4.引起异常子宫出血的疾病有哪些？ ····················· 140

5.出现异常子宫出血，如何进一步诊治？ ··················· 140

6.异常子宫出血可以选择药物治疗而不做手术吗？ ········· 146

7.如何预防异常子宫出血？ ····························· 146

多囊卵巢综合征

1.什么是多囊卵巢综合征？ ····························· 148

2.多囊卵巢与多囊卵巢综合征是一回事吗？ ……………… 148

3.什么人容易得多囊卵巢综合征？ …………………… 149

4.多囊卵巢综合征的病因是什么？ …………………… 149

5.多囊卵巢综合征是怎样发病的？ …………………… 150

6.多囊卵巢综合征的临床表现是什么？ ……………… 151

7.目前的多囊卵巢综合征诊断标准是什么？ ………… 152

8.多囊卵巢综合征的检查手段有哪些？ ……………… 153

9.如何治疗多囊卵巢综合征？ ………………………… 154

10.多囊卵巢综合征的家庭养护要点有哪些？ ………… 159

围绝经期综合征

1.什么是围绝经期综合征？ …………………………… 162

2.围绝经期综合征有哪些症状？ ……………………… 162

3.为什么会发生围绝经期综合征？ …………………… 163

4.哪些原因会导致围绝经期综合征提前出现？ ……… 164

5.如何诊断围绝经期综合征？ ………………………… 165

6.出现围绝经期综合征怎么办？ ……………………… 165

7.如何治疗围绝经期综合征？ ………………………… 166

8.围绝经期阴道出血应警惕什么病？ ………………… 168

闭经

1.什么是闭经？ ………………………………………… 172

2.闭经分哪几种？ ……………………………………… 172

3.什么原因会引起闭经？ ……………………………… 173

4.闭经怎么治疗？ ……………………………………… 179

痛经

1.什么是痛经? ……………………………… 184

2.为什么会痛经? …………………………… 185

3.痛经,忍一忍就行了吗? ………………… 186

4.痛经会导致不孕吗? ……………………… 187

5.痛经需要做哪些检查? …………………… 187

6.日常生活中如何减轻痛经症状? ………… 188

7.痛经怎么治疗? …………………………… 189

流产

1.什么是流产? ……………………………… 194

2.为什么会发生自然流产?其病因有哪些? … 195

3.自然流产的临床类型有哪些? …………… 196

4.发生自然流产怎么办? …………………… 198

5.什么是人工流产? ………………………… 202

6.终止早期妊娠的人工流产方法有哪些? … 203

7.什么是负压吸引术?其适应症和禁忌症各是什么? … 203

8.人工流产术前检查有哪些? ……………… 204

9.人工流产术前及术后应注意些什么? …… 204

10.手术流产的并发症有哪些? ……………… 205

11.什么是药物流产?其适应症及禁忌症有哪些? … 207

12.药物流产该如何用药? …………………… 208

13.药物流产有哪些副作用? ………………… 208

14.如何判断药物流产是否成功? …………… 209

15.药物流产的注意事项有哪些? …………… 209

专家细说
女性常见病

16.哪些人药物流产成功率低？ ……………………………… 210

宫外孕

1.什么是宫外孕？ …………………………………………… 212
2.宫外孕会有怎样的表现？ ………………………………… 212
3.为什么会发生宫外孕？ …………………………………… 213
4.宫外孕有危险吗？ ………………………………………… 213
5.宫外孕怎么治疗？ ………………………………………… 214

不孕症

1.结婚半年没怀上孩子，是不孕不育吗？ ………………… 216
2.怀孕过也生过小孩，就不会有不孕症了吗？ …………… 216
3.平时身体没大毛病，为什么会不孕？ …………………… 217
4.得了不孕症，需要做哪些检查？ ………………………… 218
5.各种检查都做了，下一步要怎么办？ …………………… 222
6.不孕症如何预防？ ………………………………………… 225

附：避孕知识简介

1.避孕为什么不能心存侥幸？ ……………………………… 228
2.什么是避孕？ ……………………………………………… 228
3.哪几种避孕方式不靠谱？ ………………………………… 229
4.什么时候可以上环？ ……………………………………… 231
5.什么情况下不适合上环？ ………………………………… 231
6.上环有副作用吗？ ………………………………………… 232

7.上环后有什么注意事项？需要定期检查吗？多久要换环？

………………………………………………………… 232

8.什么时候可以取环？ ……………………………………… 232

9.避孕套避孕有什么好处？ ……………………………… 233

10.如何正确使用避孕套？ ………………………………… 233

11.避孕套破裂或脱落在阴道内怎么办？ 235

12.对避孕套过敏怎么办？ ………………………………… 235

13.避孕药有什么作用？ …………………………………… 235

14.口服避孕药副作用大吗？会影响生育吗？ 236

15.哪些人不适合采用口服避孕药避孕？ ……………… 237

16.漏服避孕药怎么办？ …………………………………… 237

17.服用避孕药期间出现阴道流血怎么办？ …………… 238

18.什么是绝育术？ ………………………………………… 239

19.如何紧急避孕？ ………………………………………… 239

20.各种避孕方法的优缺点及失败率是怎样的？ 240

21.如何选择避孕方式？ …………………………………… 242

22.避孕失败了，怀上的孩子能要吗？ 243

专家细说**女性常见病**

外阴阴道
假丝酵母菌病

1. 什么是外阴阴道假丝酵母菌病？

外阴阴道假丝酵母菌病是由假丝酵母菌感染引起的外阴阴道炎症，是一种非常常见的妇女外阴阴道炎症，以前也称念珠菌性阴道炎或霉菌性阴道炎。引起外阴阴道假丝酵母菌病的假丝酵母菌以白色假丝酵母菌为主，但随着抗真菌药物的广泛应用，外阴阴道假丝酵母菌病的致病菌谱有了一定的变化，非白色假丝酵母菌造成的外阴阴道假丝酵母菌病的比例在逐渐上升。

临床症状轻、中度且发作少于每年4次的，称单纯性外阴阴道假丝酵母菌病；发作多于每年4次的，称复发性外阴阴道假丝酵母菌病；也有些患者症状比较重，后两者一并称为复杂性外阴阴道假丝酵母菌病。

2. 假丝酵母菌是如何引起外阴阴道假丝酵母菌病的？

外阴阴道假丝酵母菌病是怎么来的呢？一般认为，健康妇女阴道菌群，包括常住菌、过路菌和偶见菌，随着年龄、妊娠等的变化发生着不同微生物种群的相续演替。其中，主要的常住菌有乳酸杆菌、表皮葡萄球菌、大肠杆菌、梭状杆菌、B族链球菌、粪肠球菌、白色假丝酵母菌、消化球菌和类杆菌等；主要的过路菌有金黄色葡萄球菌、丙酸杆菌、消化链球菌、韦荣球菌等；此外，寄居于阴道的微生物还包括一些过路的原虫和病毒，如阴道毛滴虫、阿米巴原虫、疱疹病毒和巨细胞病毒等。正常情况下，阴道内因为有乳酸杆菌存在，所以维持着弱酸性的环境。假丝酵母菌喜欢酸性环境，因此，假丝酵母菌是女性阴道内的一种常见寄生菌。但是，当机体抵抗力下降，尤其是局部抵抗力下降，或者假丝酵母菌毒力增强时，机体抵抗力弱于病菌侵袭力，于是假丝酵母菌大量繁殖，阴道上皮细胞被破坏，所以就形成了外阴阴道假丝酵母菌病。

3. 外阴阴道假丝酵母菌病有什么表现？

外阴阴道假丝酵母菌病的主要临床表现是阴道分泌物增

多，阴道瘙痒，还可伴有尿频、尿痛及性交痛，典型的分泌物性状呈豆腐渣样。严重时，外阴和阴道会潮红、水肿。

4. 如何诊断外阴阴道假丝酵母菌病？

诊断外阴阴道假丝酵母菌病并不困难，通常白带检查就可以明确诊断了。如果常规白带检查不能发现假丝酵母菌而临床症状非常典型，可以做白带细菌培养。

5. 如何治疗单纯性外阴阴道假丝酵母菌病？

单纯性外阴阴道假丝酵母菌病治疗起来并不困难，有性生活者使用阴道抗真菌栓剂治疗就可以了（具体用药时间长短和使用的药物有关），第一次治疗常不需要口服抗真菌药。

单纯性外阴阴道假丝酵母菌病的治疗可以选择以下治疗方案之一：

① 克霉唑：克霉唑栓或克霉唑片（凯妮汀），500毫克，单次用药；或克霉唑栓，100毫克，每晚1次，共7天。

② 咪康唑：硝酸咪康唑阴道软胶囊（达克宁），1200毫克，单次用药；或咪康唑栓或硝酸咪康唑阴道软胶囊（达克宁），400毫克，每晚1次，共3天；或咪康唑栓或硝酸咪康唑阴道软胶囊（达克宁），200毫克，每晚1次，共7天。

③ 制霉菌素：制霉菌素泡腾片，10万单位，每晚1次，共14天；或制霉菌素片，50万单位，每晚1次，共14天。

④ 氟康唑：氟康唑，150毫克，顿服，共1次（为口服用药，适用于无性生活或症状较重或复发的患者）。

6. "消炎药"可以治疗单纯性外阴阴道假丝酵母菌病吗？

通常说的"消炎药"是指普通的抗菌药物，它们有杀灭细菌的作用。但是单纯性外阴阴道假丝酵母菌病是真菌感染造成的，所以不能用治疗细菌感染性疾病的"消炎药"来治疗。普通的抗菌药物对于真菌感染是无效的，而且可能会加重病情。

7. 患单纯性外阴阴道假丝酵母菌病是否需要做阴道冲洗？

单纯性外阴阴道假丝酵母菌病患者在接受抗真菌治疗前，可进行阴道冲洗以清除阴道内分泌物。但是，不应反复进行阴道冲洗，因为阴道冲洗会改变阴道的环境，使其不能抵御病原菌的侵袭，同时也可能将阴道、宫颈的病原菌冲入宫腔，致使盆腔感染发生的危险性增加。

8. 复发性外阴阴道假丝酵母菌病应该如何治疗？

复发性外阴阴道假丝酵母菌病的治疗，排在第一位的是祛除诱因。治疗策略包括强化治疗和巩固治疗。强化治疗可以在以下方案中选择一种，可以阴道用药联合口服用药：

① 克霉唑：克霉唑栓或克霉唑片（凯妮汀），500毫克，第1天、第4天、第7天应用；或克霉唑栓，100毫克，每晚1次，用药7～14天。

② 咪康唑：咪康唑栓或硝酸咪康唑阴道软胶囊（达克宁），400毫克，每晚1次，共6天；或咪康唑栓或硝酸咪康唑阴道软胶囊（达克宁），1200毫克，第1天、第4天、第7天应用。

③ 氟康唑：氟康唑，150毫克，顿服，第1天、第4天、第7天应用。

强化治疗到白带正常（最好连续3次正常），然后进行巩固治疗。目前，国内外还没有较为成熟的巩固治疗方案。对于每月规律性发作1次者，可在每次发作前预防用药1次，连续6个月；无规律发作者，可每周用药1次，连续6个月。

9. 单纯性外阴阴道假丝酵母菌病患者的性伴侣是否需要治疗？

单纯性外阴阴道假丝酵母菌病患者的性伴侣是不需要常规治疗的。约15%的男性与单纯性外阴阴道假丝酵母菌病患者接触后发生龟头炎。有症状的男性，应进行假丝酵母菌检查及相关治疗，以防造成女性重复感染。

10. 孕妇患单纯性外阴阴道假丝酵母菌病如何治疗？

孕期单纯性外阴阴道假丝酵母菌病发作也是一个常见的问题。在孕期也是可以用药的，但是口服药最好不用，应该使用阴道栓剂。阴道栓剂中，克霉唑是B类药物〔即在动物繁殖性研究中（并未进行孕妇的对照研究）未见到药物对胚胎的不良影响，或在动物繁殖性研究中发现药物有不良反应，但这些不良反应并未在设对照的、妊娠头3个月的妇女中得到证实（也没有在其后6个月有危害性的证据）〕，是可以安全使用的；咪康唑和氟康唑是C类药物〔即对动物和人均没有充分研究，或动物研究证明药物对胚胎有危害性（致畸或使胚胎死亡），但没有对人类的有关观察报道〕，一般不考虑使用。

11. 为什么单纯性外阴阴道假丝酵母菌病容易反复发作？

有84%左右的女性在首次患单纯性外阴阴道假丝酵母菌病后出现复发。复发的原因是多样的。以下是单纯性外阴阴道假丝酵母菌病的诱发因素：

1）**持续携带病原菌**　局部抗真菌治疗能减少阴道内假丝酵母菌的数量，并能减轻体征和炎症的症状，但假丝酵母菌并未完全从阴道消除，假丝酵母菌少量持续存在于阴道内。当人体环境允许，寄居的假丝酵母菌数量会增加，并形成菌丝，引起新的发作。

2）**阴道正常菌群紊乱**　长期、大量使用抗生素，过度阴道冲洗等，可使阴道菌群遭到破坏。

3）**抗真菌药使用不合理**　如：不正确的治疗；把抗真菌药的超敏反应误认为是感染存在，继续治疗；疗程过短；用药依从性差，治疗不彻底等。

4）**不良衣着及个人习惯**　紧身不透气衣着、穿尼龙裤与单纯性外阴阴道假丝酵母菌病反复发作有关；经期使用棉条会引起阴道上皮过敏，导致假丝酵母菌繁殖；游泳后发作与泳池水中的氯气有关。

5）**其他**　如机体免疫力低下、患糖尿病、使用免疫抑制剂和激素、口服避孕药、天气湿热、人类免疫缺陷病毒

（HIV）感染以及妊娠等。

12. 如何防止单纯性外阴阴道假丝酵母菌病发生和复发？

1）**注意卫生** 阴道有"自净"体系来防止感染的发生。阴道炎常常不是由于"不卫生"导致的，而是由于过度"卫生"改变了阴道的环境所致。过量的清洗/冲洗，洗泡泡浴，使用带味道的肥皂、抗菌皂，常使阴道内的正常黏液和细菌受到不良影响，结果导致假丝酵母菌感染。所以，最好只是用水和无味的肥皂清洗外阴，而且不要冲洗阴道内部。

2）**注意着装** 不要经常穿尼龙内裤和紧身牛仔裤。宽松的棉质裤子是最好的。袜子比打底裤更好。这样做的目的是防止阴道区域持续的温暖、湿润和缺乏空气。应保持阴道局部干燥，注意局部清洁，保持良好的个人卫生习惯。

3）**正确使用抗生素** 抗生素可能会杀死阴道内常见的无害细菌，这些细菌本可以防止假丝酵母菌过度繁殖。如果在服用抗生素期间有阴道瘙痒或白带异常的迹象，则应检查白带。另外，不要一有阴道炎症状就使用"消炎药"，外阴阴道假丝酵母菌病是真菌感染性疾病，使用"消炎药"不但达不到治疗目的，反而会延误治疗或加重病情。

4）**注意性卫生** 外阴阴道假丝酵母菌病不是性病，但是，性生活期间的摩擦可能会导致阴道内出现微小的创口，导致假丝酵母菌更容易生长。如果阴道自然分泌的黏液不够，可以在性生活时使用人工润滑剂。另外，男性的包皮过长，包皮、龟头不干净，很容易让性伴侣得上外阴阴道假丝酵母菌病。即使你割了包皮，也应该在性生活前将包皮、龟头清洗干净。男人有脚气、灰指甲或手癣，也很容易让性伴侣患上阴道炎。

5）科学饮食　外阴阴道假丝酵母菌病与饮食无关。但是，糖尿病患者体内的血糖水平较高，糖原利用较差，会使阴道局部组织内糖原增多，为假丝酵母菌的生长、繁殖提供条件。糖尿病患者要避免血糖升高，加强锻炼，控制体重，提高免疫力，这有利于减少外阴阴道假丝酵母菌病的发生和复发。

（成　娟）

细菌性阴道病

1. 什么是细菌性阴道病？

细菌性阴道病是一种常见的阴道炎，是阴道内正常菌群失调所致的一种混合感染。

2. 什么是正常的阴道菌群？

正常阴道内有多种微生物寄居，这些微生物与阴道之间形成生态平衡，正常情况下并不致病。其中，乳酸杆菌是优势菌，乳酸杆菌将单糖转化为乳酸，维持阴道正常的酸性环境，同时产生过氧化氢、细菌素等抗微生物因子，通过竞争排斥阻止致病微生物黏附于阴道上皮细胞，抑制致病微生物生长，维持阴道的微生态平衡。

3. 什么情况会诱发细菌性阴道病？

乳酸杆菌减少导致其他微生物大量繁殖，这会诱发细菌性阴道病。细菌性阴道病发病原因不详，推测可能与频繁性交、多个性伴侣或阴道灌洗等有关。

4. 细菌性阴道病是性病吗？

不是。细菌性阴道病主要是阴道内菌群失调导致的混合感染，不通过性生活传播。

5. 细菌性阴道病会引起其他疾病吗？

细菌性阴道病除导致阴道炎外，还可引起其他不良结局，如妊娠期细菌性阴道病可导致绒毛膜羊膜炎、胎膜早破、早产，非孕妇女可引起子宫内膜炎、盆腔炎等。所以，细菌性阴道病要及时治疗。

6. 细菌性阴道病有什么症状？

10%～40%的患者没有临床症状，有症状的患者主要表现为阴道分泌物增多，分泌物有鱼腥味，尤其是在性生活后，可伴有轻度外阴瘙痒或烧灼感。

7. 如何诊断细菌性阴道病？

主要通过检查白带常规，在高倍显微镜下线索细胞大于20%为主要诊断标准之一。其余的诊断标准有：黏附于阴道壁的均质、稀薄的阴道分泌物；阴道分泌物pH＞4.5；阴道分泌物碱化后能释放胺臭味，即"臭味试验"阳性。

8. 普通妇女患细菌性阴道病如何治疗？

首选药物为甲硝唑，口服或阴道局部用药，一般疗程7天左右。口服药物与局部用药疗效相似，治愈率在80%左右。

9. 细菌性阴道病患者的性伴侣需要治疗吗？

对性伴侣给予治疗并不能改善治疗效果和减少复发，因此，性伴侣不需要常规治疗。

10. 孕妇患细菌性阴道病需要治疗吗？

任何有症状的细菌性阴道病孕妇均需筛查及治疗。首选的治疗方法是口服甲硝唑或克林霉素，但需患者知情同意。

11. 细菌性阴道病反复发作怎么办？

细菌性阴道病复发比较常见。一旦患细菌性阴道病，要正规足疗程治疗并定期复查。治疗后复查提示阴性后再次发作，一年内超过4次，称为复发性细菌性阴道病，此时要采用与初次治疗方案不同的规范化治疗方案。

12. 细菌性阴道病治疗期间可以同房吗？

治疗期间最好停止同房，待随诊复查确定治愈后再恢复正常性生活。

13. 如何预防细菌性阴道病？

平时应注意做好卫生防护，避免频繁性交或多个性伴侣，避免自行购买护理液冲洗阴道。月经期间勤换卫生巾，避免局部潮湿、不透气诱发阴道炎症。要建立健康的生活方式，规律作息，加强运动，增强体质。

（禹　夜）

滴虫性阴道炎

1. 什么是滴虫性阴道炎？

滴虫性阴道炎是由阴道毛滴虫感染引起的下生殖道炎症。

2. 滴虫性阴道炎有什么症状？

滴虫性阴道炎主要表现为阴道分泌物增多，外阴瘙痒、有灼热感，部分患者有尿频等症状。也有少数患者临床表现轻微，甚至没有症状。

3. 滴虫性阴道炎是怎么得的？

滴虫性阴道炎主要经性接触直接传播，也可通过公共浴池、浴盆、浴巾、游泳池、坐便器、衣物、污染的器械等间接传播。

4. 谁容易患滴虫性阴道炎？

合并沙眼衣原体感染、淋球菌感染、盆腔炎性疾病、宫颈上皮内瘤样病变、HIV感染者为滴虫性阴道炎的高发人群。

5. 滴虫性阴道炎如何治疗？

治疗滴虫性阴道炎主要用硝基咪唑类药物。由于滴虫性阴道炎经常合并其他部位的滴虫感染，所以应该全身用药。

1）**推荐方案** 全身用药，甲硝唑，2克，单次口服；或替硝唑，2克，单次口服。

2）**替代方案** 全身用药，甲硝唑，400毫克，口服，每天2次，共7天。

对于不能耐受口服药物或不适宜全身用药者，可选择阴道局部用药，但疗效低于口服用药。注意：服用甲硝唑24小时内或服用替硝唑72小时内应禁酒。

6. 滴虫性阴道炎会传染吗？

滴虫性阴道炎有传染性，主要通过性接触传播，因而在治愈前应避免性接触。滴虫性阴道炎患者的性伴侣也应进行检查，并采用如下治疗方案：替硝唑，2克，单次口服，共7天；或替硝唑，500毫克，每日2次，口服，共7天。

7. 孕妇患滴虫性阴道炎怎么办？

由于滴虫性阴道炎可能与分娩异常、低出生体重及胎膜早破相关，所以，妊娠妇女感染滴虫性阴道炎后，即使没有任何症状也需要治疗，可选用甲硝唑2克，单次口服（甲硝唑为美国食品药品管理局认证的B级药物，但应用需患者知情同意）。

（熊　茜）

宫颈炎

1. 什么是子宫颈？

子宫颈与性和生殖的关系十分密切。子宫颈位于子宫下部，较窄，呈圆柱状，长2.5～3厘米。子宫颈的上端通过宫颈内口与子宫腔相连，下端通过宫颈外口开口于阴道。内、外口之间即宫颈管。子宫颈内含有腺体，可分泌一种黏液，即宫颈黏液，这种黏液的性状和量的多少受卵巢功能的影响并呈明显的周期性变化。排卵期，在雌激素的作用下，宫颈黏液很稀薄，有利于精子穿过。

子宫颈是阻止病原体进入内生殖器的一道重要防线，但它本身也在经受各种致病因素（如分娩、流产、手术损伤等）的侵袭。宫颈内膜皱襞很多，细菌如果潜伏于此则较难消除。

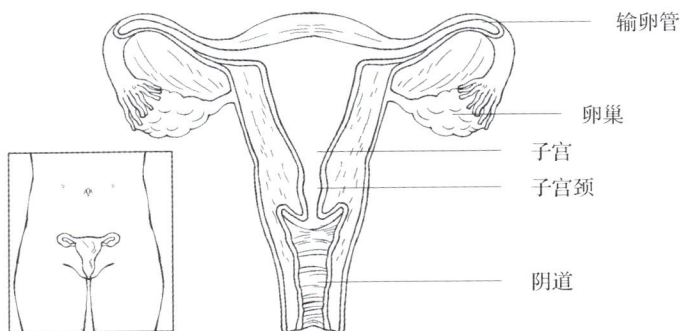

输卵管

卵巢

子宫

子宫颈

阴道

子宫的基本结构

2. **宫颈炎分几类？**

宫颈炎分急性宫颈炎和慢性宫颈炎，慢性宫颈炎还可分为宫颈息肉、宫颈黏膜炎、宫颈腺囊肿和宫颈肥大。

3. **宫颈糜烂是严重的宫颈疾病吗？**

"宫颈糜烂"是已经被淘汰的医学术语。过去所说的"宫颈糜烂"是一种以宫颈糜烂样改变为特征的临床征象，可以是一种正常生理现象（现在称为"子宫颈柱状上皮异位"），也可以是一种病理改变（宫颈炎、宫颈癌及癌前病变）。

子宫颈柱状上皮异位是由于雌激素的作用，导致子宫

23

颈柱状上皮外移，子宫颈呈现一种糜烂样外观。在这种情况下，宫颈糜烂分度没有临床意义。

因此，宫颈糜烂不能说明有严重的宫颈疾病。无论宫颈是否糜烂，都应该通过定期宫颈细胞学检查、人类乳头瘤病毒检查和阴道镜检查及宫颈活组织检查等方法进行防癌检查，以及早发现宫颈癌和癌前病变。

4. 得了宫颈炎就容易得宫颈癌吗？

宫颈炎和宫颈癌之间没有任何因果关系。但是，宫颈炎外观上与宫颈癌前病变和宫颈癌难以分辨。怀疑患宫颈炎时，需要做宫颈防癌检查，以排除宫颈癌前病变和宫颈癌。

5. 如何诊断宫颈炎？

1）妇科检查 重点检查宫颈的大小、外形、质地、宫颈管粗细，是否有接触性出血。

2）宫颈液基细胞学检查 这是宫颈炎的常规检查，它简便易行、经济有效，是最重要的辅助检查及防癌普查的首选初筛方法。

3）人类乳头瘤病毒检查 这是病因学检查。人类乳头瘤病毒检查的阴性预测率高，如果人类乳头瘤病毒检查结果为阴性，得宫颈癌及宫颈高度病变的可能性很小。

4）阴道镜检查 用3%～5%的醋酸溶液涂抹宫颈后，观察宫颈上皮对醋酸的反应，再在白色病变区取活组织进行检查。阴道镜实际上是放大镜，主要用于帮助医生对宫颈疾病进行活检。人类乳头瘤病毒检查和宫颈薄层细胞涂片（TCT）初筛结果有问题的才需要做阴道镜检查，阴道镜检查并非宫颈癌及宫颈病变的初筛手段。有些不良医生会给患者打印一张宫颈表面彩色图片，以此吓唬患者说病变严重，对此应予以警惕，及早到正规医院诊治。

6. 宫颈肥大需要治疗吗？

宫颈肥大是一种常见的慢性宫颈炎，是慢性炎症长期刺激导致的宫颈增生，一般不需要治疗，也无须做宫颈整形手术。

7. 宫颈纳氏囊肿是什么病？

宫颈纳氏囊肿是一种常见的慢性宫颈炎，是宫颈腺管口阻塞导致分泌物滞留形成的囊肿。宫颈纳氏囊肿往往在体检或超声检查时被发现，一般不需要治疗。

8. 宫颈息肉怎么处理？

宫颈息肉是一种常见的慢性宫颈炎，是宫颈管腺体和间质局限性增生、向外生长形成的。很多人在体检时才发现宫颈息肉，平时大多没有症状。发现宫颈息肉，可以做手术进行摘除，术后将切除的息肉送病理科进行病理组织学检查，以明确诊断。

9. 急性宫颈炎是否需要治疗？

性生活较为活跃的育龄女性容易患急性宫颈炎。急性宫颈炎通常由多种病原体引起，最常见的是淋球菌、沙眼衣原体、生殖支原体。淋球菌、沙眼衣原体感染是性传播所致；生殖支原体是内源性病原体，抵抗力下降、过度劳累可诱发生殖支原体感染。

急性宫颈炎患者大部分没有自觉症状，部分患者表现为阴道分泌物增多，呈黏液脓性，以及性生活后出血等症状。妇科检查可见子宫颈充血、水肿，有脓性分泌物位于宫颈管处，子宫颈管质脆，容易诱发出血。

急性宫颈炎可逆行感染，引起子宫内膜炎、输卵管炎，再进一步发展，可能会造成宫外孕和不孕的不良后果。所以，急性宫颈炎一定要彻底治疗。

10. 急性宫颈炎如何治疗？

急性宫颈炎主要采用抗生素治疗。

1）经验性抗生素治疗　　对有性传播疾病高危因素的患者（如年龄小于25岁，有多个性伴侣或新的性伴侣，并且为无保护性性生活），在未获得病原体检测结果前，可采用针对衣原体的经验性抗生素治疗，方案为阿奇霉素1克，单次顿服；或多西环素，100毫克，每日2次，连服7天。

2）针对病原体的抗生素治疗　　对于获得病原体者，可选择针对病原体的抗生素。单纯急性淋球菌性宫颈炎，主张大剂量、单次给药，常用药物为头孢菌素。沙眼衣原体感染所致的宫颈炎，常根据临床经验选择抗生素进行治疗。由于淋球菌感染常伴有衣原体感染，因此，如果是淋球菌性宫颈炎，治疗时除选用抗淋球菌的药物外，还应同时应用抗衣原体的药物。

3）合并细菌性阴道病的处理　　如果合并细菌性阴道病，应同时治疗细菌性阴道病，否则宫颈炎会持续存在。

4）性伴侣的处理　　如果患者的病原体为沙眼衣原体或淋球菌，应对其性伴侣进行相应的检查和治疗。

11. 慢性宫颈炎如何治疗？

对于慢性宫颈炎，不同的病变应采用不同的治疗方法。

1）糜烂样改变　　表现为糜烂样改变者，如果是无症状的生理性柱状上皮异位，无须处理。糜烂样改变伴分泌物增多、乳头状增生或接触性出血者，可给予局部物理治疗，可采用激光、冷冻、微波等方法，也可给予中药治疗，或将中药治疗作为物理治疗前后的辅助治疗手段。物理治疗的注意事项：a.治疗前，应常规进行宫颈癌筛查；b.有急性生殖道炎症的，不适合进行物理治疗；c.治疗时间应选在月经干净后3～7天内进行；d.物理治疗后可有阴道分泌物增多，甚至有大量水样排液，术后1～2周脱痂时可有少许出血；e.在创面尚未完全愈合前禁盆浴、性生活和阴道冲洗；f.物理治疗有引起术后出血、宫颈狭窄、不孕、感染的可能，所以治疗后应定期复查；g.观察创面愈合情况直到痊愈，同时注意有无宫颈管狭窄。

2）慢性宫颈管黏膜炎　对持续性宫颈管黏膜炎症，需了解有无沙眼衣原体及淋球菌的再次感染、性伴侣是否已进行治疗、阴道微生物群失调是否持续存在，针对病因给予治疗。病原体不明者，尚无有效治疗方法，可试用物理治疗。

3）宫颈息肉　可进行息肉摘除术，术后将切除的息肉送病理科进行病理组织学检查。

4）宫颈肥大　一般无须治疗。

12. 如何预防宫颈炎？

首先，要保持阴道的清洁卫生，避免不洁性生活和经期性生活。但要注意，过度的阴道冲洗可能会适得其反，这是因为正常女性阴道本身就具有自净作用，如果频繁地冲洗阴道，特别是用洗液冲洗，很容易破坏阴道内的微生态平衡，造成菌群失调。因此，有性生活的女性要注意保持阴道卫生，但又要慎用洗液频繁冲洗阴道，若因治疗需要而必须使用洗液，也应该在医生的指导下适量使用。

其次，做好避孕措施，减少流产、引产的次数，以减少人为的创伤和感染的机会。

最后，建议每年进行一次妇科健康体检，尤其要定期进行宫颈癌筛查（一般1～2年一次）。当出现不适症状时，一定要到正规的医院去诊治，切忌拖着不治或自行用药，也不要轻信一些江湖医生，以免延误病情或造成过度治疗。

（刘　冬）

盆腔炎

1. 什么是盆腔炎？

盆腔炎是指女性上生殖道（子宫、卵巢和输卵管）及周围组织炎症引起的一组疾病，主要包括子宫内膜炎、输卵管炎、输卵管卵巢脓肿、盆腔腹膜炎。炎症可以局限于一个部位，也可以同时累及多个部位，最常见的是输卵管炎、输卵管卵巢炎。

盆腔炎有急性和慢性两类。急性盆腔炎可引起严重的弥漫性腹膜炎、全身败血症、感染性休克，甚至危及患者的生命。如果急性期没能得到彻底治愈，就会转为慢性盆腔炎。慢性盆腔炎往往经久不愈，并可反复发作，导致不孕、宫外孕、慢性盆腔痛，严重影响女性健康。

2. 盆腔炎多见吗？

女性的子宫、输卵管等通过宫颈、阴道与外界相通，但盆腔炎并非妇科最为多见的疾病。这是为什么呢？因为女性生殖道具有完善的自然防御机制，即使阴道内存在某些病原体，也并不引起炎症。这些防御机制有：a.两侧大、小阴唇自然合拢，遮掩阴道口、尿道口。b.一般情况下，阴道口是闭合的，阴道前、后壁紧贴。c.阴道内的正常菌群，尤其是乳酸杆菌创造了阴道的酸性环境，可抑制其他细菌生长。d.宫颈内口紧闭，宫颈管分泌黏液形成黏液栓，这样就形成了一道机械屏障，可阻止外来微生物进入宫腔；同时，黏液栓内含有溶菌酶等，可阻止微生物侵入子宫内膜。e.子宫内膜周期性的脱落（即月经来潮）也是消除宫腔感染的有利因素。f.输卵管有向子宫腔方向蠕动的功能，这有利于阻止病原体入侵。g.生殖道的每一个局部都有其相应的免疫系统，肩负着重要的免疫功能，随时发挥有效的抗感染作用。女性在日常生活中的所有活动，包括月经来潮、用水清洗外阴、浸泡在水中（沐浴、游泳、潜水等）乃至性生活都不会破坏女性的上述自然防御机制。所以，盆腔炎不是常见病。只有自然防御机制遭到破坏、机体的免疫力下降、大量侵害力非常强的病原体持续侵入时，才可能造成急性盆腔炎。

3. 导致盆腔炎的病原体来自哪里？

1）内源性病原体　来自阴道内寄居的菌群，包括需氧菌和厌氧菌。盆腔炎以需氧菌和厌氧菌混合感染多见。厌氧菌感染的特点是容易形成盆腔脓肿、感染性血栓静脉炎，脓液有强烈的粪臭味。

2）外源性病原体　主要为性传播疾病的病原体，如衣原体、淋球菌和支原体。

4. 盆腔炎的感染途径有哪些？

1）上行性感染　病原体由下而上，从外阴、阴道、宫颈、子宫内膜、输卵管蔓延到卵巢及腹腔。这是非妊娠期、非产褥期（非产后6周内）盆腔炎的主要感染途径。

2）经淋巴系统蔓延　病原体经外阴、阴道、宫颈及子宫体创伤处的淋巴管侵入盆腔结缔组织及内生殖器其他部分。这是分娩、流产后感染及放环等宫腔操作后感染的主要途径。

3）经血循环传播　病原体先侵入人体的其他系统，再经血循环感染生殖器。如结核菌感染后引起的盆腔炎。

4）直接蔓延　腹腔其他脏器感染后直接蔓延到内生殖器。如阑尾与右侧输卵管毗邻，阑尾炎时可直接蔓延引起右侧输卵管炎。

5. 盆腔炎的高危人群有哪些？

① 年龄15～25岁者；

② 性活跃，尤其是初次性生活年龄小、有多个性伴侣、性生活过于频繁以及性伴侣有性传播疾病者；

③ 性卫生习惯不良（如经期性生活、使用不洁卫生巾、频繁阴道冲洗）者；

④ 有下生殖道感染（如细菌性阴道病）者；

⑤ 近期有子宫腔手术操作（如人流术、输卵管通水或造影、宫腔镜检查或手术）者；

⑥ 有邻近器官炎症（如阑尾炎）者；

⑦ 既往有盆腔感染导致的盆腔粘连、输卵管炎者。

6. 盆腔炎有哪些临床表现？

因炎症轻重及范围大小不同，盆腔炎患者有不同的临床表现。轻者可无症状或症状轻微，常见症状为下腹痛、白带增多，严重者可伴发热甚至寒战、头痛、食欲不振。腹痛常为持续性，活动或性生活后加重。此外，月经期发病者可出现月经量增多、月经持续时间延长。如果导致了腹膜炎，则会出现消化系统症状，如恶心、呕吐、腹胀、腹泻等。如果导致了泌尿系统感染，则有尿频、尿急、尿痛等症状。如果形成了盆腔脓肿，脓肿位于子宫前方，可出现膀胱受压的症状及膀胱刺激症状，如排尿困难、尿频、尿痛等；如果脓肿位于子宫后方，可压迫直肠，引起直肠的压迫及刺激症状，如频繁的便意、腹泻、排便困难等。如果同时有右上腹痛，要怀疑是否有肝周围炎（肝包膜炎症，但肝实质无损害）。

7. 诊断盆腔炎需要做哪些检查？

1）**血液检查**　白细胞总数及中性粒细胞比值、红细胞沉降率（ESR）、C反应蛋白（CRP）、血清降钙素原（PCT）等指标在急性感染期间通常会升高。

2）**阴道、宫颈管分泌物检查**　涂片或培养寻找淋球菌、沙眼衣原体等。

3）**后穹隆穿刺**　后穹隆穿刺是妇科急腹症很常用也很有价值的诊断和鉴别诊断方法。如抽出脓性分泌物，则很可能是炎症。还可以将抽出的分泌物进行培养，寻找病原体及敏感药物。

4）**B超检查**　B超并不是诊断盆腔炎的敏感方法，轻度或中度的盆腔炎很难在B超影像中显示出特征。但B超对于识别盆腔炎引起的包块或脓肿有一定的帮助。在妇科门诊，常常有病友拿着"盆腔少量积液"的B超报告单来证明自己患了盆腔炎，这是很不科学的，完全不必这样杞人忧天。

5）**腹腔镜检查** 腹腔镜检查不但可以明确诊断，还可以对盆腔炎的病变程度进行初步判定。但由于它是有创检查，而且费用高、需住院，所以限制了应用，目前多用于盆腔炎的手术治疗。

8. 如何诊断盆腔炎？

临床表现典型的患者不难诊断，但盆腔炎患者的症状、体征差异较大，如果患者症状轻微或不典型，盆腔炎的临床诊断准确率不高。临床医生往往综合起病原因、症状、体检发现、辅助检查等临床资料来做判断。对慢性盆腔炎的诊断，临床医生会更慎重，以免误诊给患者造成思想负担。

医生在做出盆腔炎的诊断后，还可以根据宫颈管分泌物及后穹隆穿刺液的涂片、培养等检查的结果来判断病原体。当然，病史、临床症状和体征的特点也可以帮助医生初步判断病原体。

9. 盆腔炎要和哪些疾病进行鉴别？

急性盆腔炎应与急性阑尾炎、宫外孕、卵巢囊肿蒂扭转或破裂等急症相鉴别。它们同样可能有发热、下腹痛等表现，但根据症状、体征、实验室检查结果，绝大部分病人能及时得到鉴别诊断。

如果急性盆腔炎病程迁延导致慢性盆腔疼痛，则需要与多个系统的多个疾病进行鉴别，如子宫内膜异位症、盆腔静脉瘀血综合征、子宫腺肌病，以及间质性膀胱炎、肠激惹综合征、腹壁及盆腔肌筋膜疼痛等。

10. 盆腔炎如何治疗？什么情况下需要住院？

盆腔炎主要采用抗生素进行治疗。如果是抗生素控制不满意的输卵管卵巢脓肿或盆腔脓肿，可能需要手术治疗。

抗生素的使用原则是经验性、广谱、及时和个体化。根据药敏试验结果选用抗生素最为合理，但在获得药敏试验结果（通常需要3～7天）之前，临床医生会根据患者的病史、临床特点推测为何种病原体感染，并参考发病后用过的抗生素及其疗效等因素进行经验性用药。

由于急性盆腔炎多为混合感染，因此，在治疗上多采用联合用药的方法。在盆腔炎诊断48小时内及时用药治疗，会明显降低后遗症的发生率，且绝大多数能彻底治愈。

如果病情轻，一般情况好，方便随诊，可在门诊接受口服或肌肉注射抗生素治疗。

如果有以下情况，则需住院治疗：a.病情重，一般情况差，伴发热、恶心、呕吐；b.盆腔腹膜炎；c.输卵管卵巢脓肿；d.门诊治疗无效；e.不能耐受口服抗生素；f.诊断不清。

住院治疗采用的是以抗生素治疗为主的综合治疗，包括：

① 支持疗法：a.卧床休息。半卧位有利于脓液积聚于直肠子宫陷窝（盆腔最低点）而使炎症局限。b.给予高热量、高蛋白、高维生素流食或半流食。c.补充液体。d.对症处理，如高热时采用物理降温。

② 抗生素治疗：静脉点滴收效快。常用的抗生素联合方案有：a.头孢菌素加多西环素，临床症状改善至少24小时后转为口服多西环素治疗14天；如不能耐受多西环素，可用阿奇霉素代替，连用3天；对于输卵管卵巢脓肿者，可用克林霉素或甲硝唑，以更有效地对抗厌氧菌。b.克林霉素与氨基糖苷类药物（如庆大霉素、阿米卡星）联合静脉滴注，临床症状改善后继续用药24～48小时，然后转为口服克林霉素或多西环素治疗14天。c.青霉素类药物与四环素类药物联合应用，如氨苄西林/舒巴坦静滴，同时口服多西环素，疗程14天。d.喹诺酮类药物（氧氟沙星、左氧氟沙星、莫西沙星）与甲硝唑联合应用。

③ 中药治疗：主要为活血化瘀、清热解毒类药物，如银翘解毒汤、安宫牛黄丸及紫雪丹等。

盆腔炎后遗症需要综合治疗，物理治疗和心理治疗也很有必要。物理治疗时，温热的良性刺激可促进盆腔局部血液循环，改善组织的营养状况，加快新陈代谢，有利于炎症的吸收和消退。常用的有短波、超短波、离子透入等方法。心理治疗可解除患者的思想顾虑，增强患者的信心。此外，患者还要增加营养，锻炼身体，劳逸结合，提高机体的抗病能力。

11. 盆腔炎需要做手术吗?

有下列情况的盆腔炎患者，应采取手术治疗：

① 药物治疗无效：输卵管卵巢脓肿或盆腔脓肿经药物治疗48～72小时，体温持续不降，中毒症状加重或包块增大者，应及时手术，以免发生脓肿破裂。

② 脓肿持续存在：经药物治疗病情有所好转，继续控制炎症2～3周，肿块仍未消失但已局限化，此时应进行手术切除，以免日后再次急性发作。

③ 脓肿破裂：突然腹痛加剧，寒战、高热、恶心、呕吐、腹胀，检查时腹部拒按，或有中毒性休克表现（如高热、呕吐、腹泻、意识模糊、皮疹等），应怀疑为脓肿破裂。脓肿破裂如未及时治疗，患者死亡率高，所以需要在抗生素治疗的同时立即剖腹探查。

手术方式可选择经腹手术或腹腔镜手术。原则上以切除病灶为主，临床医生会根据病变范围以及发病者的年龄、一般状况等条件综合考虑。年轻妇女应尽量保留卵巢功能，以保守性手术为主；年龄大、双侧附件受累或附件脓肿屡次发作者，可进行全子宫及双附件切除术。若为盆腔脓肿或盆腔结缔组织脓肿（腹膜外脓肿），医生会根据脓肿的位置选择不同部位进行切开排脓引流。近年来，输卵管卵巢脓肿在B超引导下经皮引流的治疗效果也较好。

12. 盆腔炎的后遗症有哪些？

盆腔炎性疾病后遗症在以前被称为慢性盆腔炎。主要是因为盆腔炎没得到及时、正确的诊断和治疗，导致组织破坏、广泛粘连、增生及瘢痕形成，从而出现输卵管增粗、阻塞，输卵管、卵巢粘连并形成肿块，输卵管积水，输卵管卵巢囊肿，盆腔结缔组织增生变厚，病变广泛时可使子宫固定、活动差。症状通常是下腹部坠胀、疼痛及腰骶部酸痛，常在劳累、性生活后及月经前后加重；月经异常，月经不规则；病程长时，部分妇女可出现精神不振、周身不适、失眠等神经衰弱症状。

13. 盆腔炎患者的性伴侣需要治疗吗？

盆腔炎患者出现症状前60天内接触过的性伴侣应该进行检查和治疗。如果最近一次性生活发生在6个月前，则只对最后的性伴侣进行检查、治疗。发病者在治疗期间应避免无保护措施的性生活。

14. 如何预防盆腔炎？

① 注意性生活卫生，避免性传播疾病。

② 使用合格的卫生用品。

③ 及时治疗阴道炎等下生殖道感染。

④ 采取高效避孕手段（如口服短效避孕药、上环、结扎），避免不科学的避孕方法，如安全期避孕、把吃紧急避孕药当成常规避孕方法使用，以免意外妊娠后要进行人工流产等手术。

⑤ 调整生活方式，健康饮食，积极锻炼身体，提高免疫力。

（邓柳枝）

子宫肌瘤

1. 什么是子宫肌瘤？子宫肌瘤的病因是什么？

子宫肌瘤是女性生殖器官中最常见的一种良性肿瘤，也是人体中非常常见的肿瘤之一。子宫肌瘤在30～50岁的育龄期女性中常见，有资料显示，至少有20%的育龄期女性患有子宫肌瘤。但是，大多数女性的子宫肌瘤没有明显症状，因此，临床报道的发病率低于其真实的发病率。

子宫肌瘤主要是由子宫平滑肌细胞增生而成，只有少量纤维结缔组织，所以称为子宫平滑肌瘤更为确切。直到目前，有关子宫肌瘤的发病原因仍不是十分清楚，其发生是多因素共同作用的结果，可能与正常肌层的细胞突变、性激素及局部生长因子间的较为复杂的相互作用以及遗传因素等相关。

子宫肌瘤按所在部位可分为宫体肌瘤（约占92%）和宫颈

肌瘤（约占8%），根据肌瘤与子宫肌壁的关系可分为肌壁间肌瘤、浆膜下肌瘤和黏膜下肌瘤。多个或多种类型的肌瘤可发生于同一子宫，这种情况称为多发性子宫肌瘤。

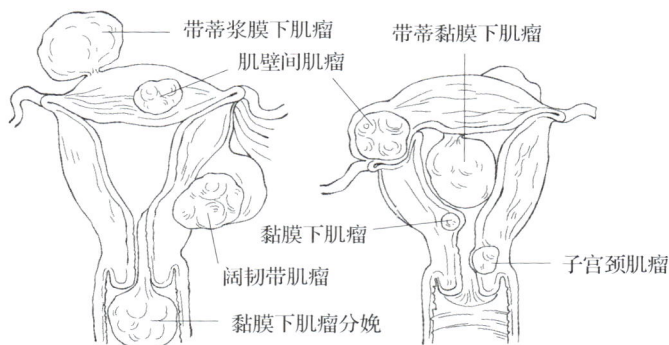

带蒂浆膜下肌瘤　　带蒂黏膜下肌瘤
肌壁间肌瘤
黏膜下肌瘤
阔韧带肌瘤
黏膜下肌瘤分娩
子宫颈肌瘤

不同位置的子宫肌瘤

2. 子宫肌瘤长什么样？什么是肌瘤变性？

　　子宫肌瘤大体的外观为实性球形包块，表面光滑，质地较子宫肌层稍硬，与周围肌组织有明显界限。肌瘤压迫周围肌壁纤维形成假包膜，肌瘤与假包膜间有一层疏松的网状间隙，切开假包膜后肌瘤可自行突出。肌瘤的切面常呈白色，可见旋涡状或编织状结构。肌瘤的颜色和硬度与纤维组织的多少有关。

　　肌瘤变性是指肌瘤失去了原有的典型结构。常见的变性有玻璃样变、囊性变、红色样变、肉瘤变和钙化。此外，子宫肌瘤尚有一些特殊的组织学类型，如富于细胞型、卒中性、上皮样、黏液样、核分裂像活跃的、奇异型等特殊类型。

3. 什么情况预示着子宫肌瘤的发生？

大多数子宫肌瘤患者没有明显症状，仅在盆腔检查或超声检查时被发现。有症状的患者，其临床表现与肌瘤的大小、位置、有没有变性等有关。

子宫肌瘤患者常见的症状如下：

1）**月经量增多及经期延长**　多见于黏膜下肌瘤或凸向宫腔的肌壁间肌瘤。由于内凸肌瘤使得宫腔面积增大，所以月经期剥脱的内膜面积增加，同时，由于肌瘤影响子宫收缩，所以会引起月经量增多、经期延长，黏膜下肌瘤的月经改变尤为明显。如果黏膜下肌瘤伴有坏死、感染，可有不规则的阴道出血或出血中混有脓性液体。长期经量增多可继发贫血，出现乏力、心悸等症状。

2）**下腹包块**　较小的肌瘤在腹部无法触及，当肌瘤逐渐增大使子宫超过妊娠3个月大小时可从腹部触及质硬的包块，清晨膀胱充盈时更加明显。巨大的带蒂黏膜下肌瘤可脱出于宫颈外甚至阴道外。

3）**白带增多**　肌壁间肌瘤会使宫腔面积增大，内膜分泌增加，并伴有盆腔充血，因而导致白带增多。黏膜下肌瘤发生感染后，可有大量血性脓样或恶臭的分泌物。

4）**压迫症状**　子宫前壁的较大肌瘤如果压迫膀胱，可引起患者尿频、尿急。宫颈肌瘤可引起排尿困难甚至尿潴留。子宫后壁较大的肌瘤可引起下腹坠胀不适、持续便意感或便秘等症状。阔韧带肌瘤或宫颈巨型肌瘤向侧方发展，嵌入盆腔内，压迫输尿管，可造成输尿管扩张、肾盂积水，甚至一侧肾无功能。

5）**不孕与流产**　有些子宫肌瘤患者伴不孕或发生反复流产，这可能与肌瘤的生长部位、大小及数目有关。巨大的子宫肌瘤或黏膜下肌瘤可造成宫腔变形，妨碍孕囊着床及胚胎生长发育。近宫角处的肌瘤可压迫输卵管导致管腔不通畅。黏膜下肌瘤可阻碍孕囊着床或影响精子进入宫腔。

6）**其他症状**　常见的有轻微下腹坠胀、腰酸背痛等，经期可加重。肌瘤发生红色变性时有急性下腹痛，伴呕吐、发热及瘤体局部压痛等；带蒂的浆膜下肌瘤蒂扭转时可有急性腹痛症状；子宫黏膜下肌瘤由宫腔向外娩出时也可引起阵发性下腹痛。

4. 哪些检查手段可以帮助发现子宫肌瘤？

1）**超声检查**　超声检查是目前最为常用的无创性辅助诊断方法，可了解子宫肌瘤的数目、位置、大小及肌瘤的内部情况等。超声检查既有助于子宫肌瘤的诊断，又能为判断肌瘤是否变性提供参考。彩色超声可以检测病灶血流，对协助判断肌瘤变性甚至有无恶变具有重要价值。超声检查还有助于鉴别子宫肌瘤、卵巢肿瘤或其他盆腔肿块。

2）**诊断性刮宫**　诊断性刮宫可通过宫腔探针探测子宫腔大小及方向，感觉宫腔形态，了解宫腔内有无肿块及其所在部位。对于子宫异常出血的患者需排除子宫内膜病变，此时诊断性刮宫具有重要价值。

3）**宫腔镜检查**　在宫腔镜下可直接观察宫腔形态、内膜厚度及有无赘生物，有助于黏膜下肌瘤的诊断及手术治疗。

4）**腹腔镜检查**　不是常规的诊断方法。当肌瘤需要与卵巢肿瘤或其他盆腔肿块进行鉴别又需要手术时，可进行腹腔镜检查，直接观察子宫的大小、形态以及肿块的生长部位，同时可以手术治疗。

5）**磁共振检查**　一般情况下无须采用磁共振检查。如果需要鉴别是子宫肌瘤还是子宫肉瘤，可以使用磁共振检查。

5. 如何诊断子宫肌瘤？

根据患者的病史、临床体征及超声检查结果，诊断一般没有困难。个别患者可采用宫腔镜检查、腹腔镜检查及磁共振检查等方法协助诊断。

6. 如何治疗子宫肌瘤？

子宫肌瘤的治疗应根据患者的年龄、症状、是否有生育要求以及肌瘤的大小、位置和数目综合考虑，做到个体化治疗。

1）**随访观察**　没有明显症状的较小的子宫肌瘤或者没有恶变征象的子宫肌瘤一般不需要治疗，尤其是围绝经期妇女。绝经后子宫肌瘤多可逐渐萎缩，但是仍需要每3～6个月随访一次，通过超声监测肌瘤的大小、数目及肌瘤内回声情况。

2）**药物治疗**　目前，没有任何一种药物被证明可用于子宫肌瘤的长期治疗。所以，目前以短期药物治疗为主，主要适用于有手术指征的子宫肌瘤患者，术前可用药物纠正贫血、缩小子宫体积、避免术中出血、减小手术难度、提高手术的可能性及成功率。药物治疗还适用于临近绝经、临床症状较轻而手术指征不明显的患者，以及因患有其他合并症而不适合手术者。由于子宫肌瘤的发生、发展与女性性激素关系密切，所以常用的药物主要是：

① 米非司酮：米非司酮是较早被用来保守治疗子宫肌瘤的药物，一般采用12.5毫克/日口服，连续用药3个月复查。米非司酮可作为围绝经期无明显症状子宫肌瘤保守治疗用药及子宫肌瘤术前用药。因可导致子宫内膜增生，所以不建议长期使用，用药期间还需定期监测内膜厚度。

② 促性腺激素释放激素激动剂（GnRH-a）：目前，临

床上常用的GnRH-a有亮丙瑞林（抑那通）、戈舍瑞林（诺雷德）、曲普瑞林（达必佳）等，这类药物通过抑制促性腺激素的分泌，使体内的雌激素浓度降至绝经后水平，从而缓解症状并抑制肌瘤生长使其萎缩。用药期间肌瘤及子宫会明显缩小，但停药后肌瘤会较快恢复到原来大小，同时，用药会产生围绝经期综合征、骨质疏松等副作用，所以建议用药时间不超过6个月。Gr.RH-a可作为围绝经期有临床症状子宫肌瘤的保守治疗用药及子宫肌瘤术前用药。

此外，还有雄激素，如达那唑等，由于长期使用会有高雄激素血症的表现（比较常见的是月经稀发、闭经或功能失调性子宫出血等月经改变，不排卵、不孕。有的表现为男性化改变，如多毛、音调低沉等。有的表现为肥胖、痤疮、乳房发育不良、子宫发育较差、卵巢增大，少数病例阴蒂肥大），同时药物会影响肝脏功能，所以临床上已经很少使用了。

3）手术治疗　手术是子宫肌瘤最常用的有效治疗手段。主要分为子宫切除术和肌瘤剔除术。术式及手术途径的选择取决于患者的年龄、有无生育要求、肌瘤的大小及生长部位、医疗技术条件等因素。

存在以下情况的患者应选择手术治疗：

① 月经过多致继发贫血，药物治疗无效；

② 严重腹痛、性交痛或慢性腹痛、有蒂肌瘤扭转引起的急性腹痛；

③ 有膀胱、直肠压迫症状；

④ 能确定肌瘤是不孕或反复流产的唯一原因；

⑤ 肌瘤生长较快，怀疑有恶变。

常用的手术方式如下：

① 子宫切除术：有手术指征，不要求保留生育功能或怀疑肌瘤恶变者，可进行全子宫切除术。术前应进行宫颈防癌检查（TCT＋人类乳头瘤病毒），以排除宫颈恶性病变，同时需了解内膜的情况，排除内膜病变。没有绝经的女性可保留双侧附件，绝经后的女性可考虑同时切除双侧附件。

② 肌瘤剔除术：对于年轻和希望保留生育功能的患者，或者虽然没有生育要求，但不愿意切除子宫的患者，可考虑进行肌瘤剔除术。术前应通过B超等对肌瘤的大小、部位及数目进行充分了解。腹腔镜手术创伤小，患者恢复快，是目前应用最广泛的微创手术方式，但对医生的技术要求高，同时因为腹腔镜没有触觉，所以一般只适用于剔除浆膜下或肌壁间偏浆膜下的单发或个数较少的肌瘤。另外，腹腔镜手术较开腹手术更容易导致术后较小肌瘤的残留或肌瘤复发。宫腔镜手术仅适用于黏膜下肌瘤，但对于仅小部分肌瘤突出于宫腔内的黏膜下肌瘤可能无法一次切净，必要时需要再次手术。开腹肌瘤剔除适应症广泛，对于特殊部位的肌瘤、多发肌瘤、子宫体积过大者以及剔除术后复发者均应首选开腹肌瘤剔除。借助术者的触觉，可以尽量剔除子宫内所有可以触及的肌瘤结节，所以对于年轻、有生育要求者更为合适。经阴道子宫肌瘤剔除术适用于没有严重的盆腔粘连，且子宫一

般不大于妊娠3个月大小的患者。

子宫肌瘤的术后复发率为20%~30%，复发的原因可能是：a.手术没能发现小的肌瘤，这些小的肌瘤术后在性激素的作用下逐渐增大；b.患者本身存在肌瘤致病因素，不断有新的肌瘤发生。

4）介入治疗

① 子宫动脉栓塞：子宫动脉栓塞是新近发展起来的一种子宫肌瘤的保守治疗方法，方法是从腹股沟处股动脉插入一根导管到子宫动脉内，然后灌注一些栓塞剂（如明胶海绵等），将肌瘤的血液供应阻断，使得肌瘤发生萎缩甚至坏死。研究发现，子宫动脉栓塞治疗子宫肌瘤的疗效基本上是肯定的，可以改善85%~95%的月经过多，肌瘤相关症状的控制率在70%~90%，并且可以使肌瘤体积缩小50%~65%。但是，由于没有手术，无法获得病理标本，所以，肌瘤过大、怀疑肌瘤恶变、不能除外卵巢肿瘤及内膜恶性病变者不建议进行子宫动脉栓塞。无症状肌瘤、肌瘤生长缓慢的也不建议进行子宫动脉栓塞。该治疗方式对卵巢功能和妊娠的影响尚不明确，年轻、有生育要求的患者应谨慎选择。

② 聚焦超声治疗：也叫海扶治疗，是一种近年来新开发的超声治疗方法，它通过聚焦将高能的超声聚焦于治疗区域，能在0.5秒内迅速将目标区域组织的温度升至70℃以上，从而使得治疗区域细胞内的蛋白质迅速凝固坏死，使得肌瘤发生萎缩，缓解临床症状。聚焦超声治疗的一个显著特点是

无创、副作用少（仅个别患者出现皮肤烫伤）。对于以前采取保守治疗的肌瘤，目前可以考虑采取聚焦超声治疗。聚焦超声治疗主要适合肌瘤不太大的患者。

7. 肌瘤剔除术后，患者应注意些什么？

适当休息有助于伤口愈合，减少伤口裂开及创腔出血的风险。但是，不需要卧床休息，适当的走动有助于避免大网膜、肠管及腹膜粘连于切口处。

由于术中对子宫的操作以及肌瘤可能穿透宫腔，所以术后1~2周内可能会有少量的阴道流血。出现这种情况，患者无须特别紧张，如果出血量超过月经量，尤其是流鲜血时，请尽快去医院复诊。

由于子宫肌瘤剔除保留了子宫，所以术后仍需要定期进行妇科相关检查，了解肌瘤是否复发及宫颈、卵巢的情况。

至于术后何时可以怀孕，需要根据具体的肌瘤类型分别对待：浆膜下带蒂的子宫肌瘤，术后半年就可以备孕；肌壁间肌瘤，术后一年才可以备孕；如果肌壁间肌瘤凸向宫腔，或者术中穿透宫腔，建议术后避孕两年。

8. 子宫切除术后，患者应注意些什么？

一般情况下，如果没有并发症，子宫切除术后5~7天就可以出院，但出院后仍然需要注意适当休息，刚回家一周可在室内适当活动，然后视具体情况进行适当的户外活动（如散步），但不宜过劳。

术前有贫血以及术后因为失血而轻度贫血的患者，应给予高蛋白及富含铁的食物，还要吃些新鲜蔬菜，必要时可根据需要口服补血药。

术后1~2周，甚至1~2个月内，可能有少量阴道血性分泌物或少量出血，阴道分泌物多，此时不必过于紧张，注意休息和卫生即可。如果出血量跟月经量差不多或者超过了月经量，尤其是伴有血块时，应及时复诊。

术后要保持大便通畅，保证足够的水分及蔬菜、水果的摄入，半年内避免重体力劳动，尤其是会增加腹压的活动（如提重物、下蹲等）。

术后1个月和术后3个月要到医院检查，以了解阴道残端的伤口愈合情况。保留卵巢者，每年做一次阴道彩超检查。

子宫切除术不影响性生活，一般术后3个月医生检查无异常后即可恢复性生活。

9. 如何预防子宫肌瘤？

目前，子宫肌瘤的病因尚不明确，所以无法完全做到有针对性的预防，但注意以下方面可能减少肌瘤的发生，控制其发展，减轻其后果。

1）**注意膳食，合理营养**　研究表明，高脂肪食物进入人体后，会促进女性雌激素的转化和储存，而子宫肌瘤的发生与雌激素相关。据统计，肥胖妇女子宫肌瘤的发生率明显高于体重正常者。因此，女性平时饮食要按时按量，切勿暴饮暴食；应以高蛋白、高纤维和低脂肪的饮食为主，少吃油炸、烧烤及烟熏类食物，可多吃些鱼肉、瘦肉、蔬菜等；花生、瓜子等干果富含不饱和脂肪酸，不含胆固醇，可适量食用；水果都可以吃，但不要超量；少喝饮料，禁烟酒。一些营养品、保健品、化妆品中可能含有雌激素成分，如雪蛤、燕窝和胎盘制品，经常使用可能会导致体内激素水平异常，引起子宫肌瘤，尤其是围绝经期女性，所以，没有特殊情况，尽量不要选用相关产品，如果确实需要，应根据其成分合理选择，适度应用。

2）**定期复查**　子宫肌瘤药物治疗或保守手术后，应定期复查，了解肌瘤的大小、数目及复发情况，同时监测药物的相关副作用，依据病情的发展采取及时的治疗措施。如果肌瘤增大明显或增长迅速，应尽早考虑手术治疗，以免引起更严重的症状。

3）**保持规律作息，适当运动**　规律的生活有助于女性激素的正常分泌，同时，适当的运动有助于控制体重，这对于预防子宫肌瘤的发生以及复发都是有积极作用的。

4）**积极避孕，注意经期保健**　由于怀孕时体内雌、孕激素水平增高明显，有助于子宫肌瘤的发生、发展，所以，女性应在日常生活中做好避孕工作，减少人工流产的次数，从而降低子宫肌瘤的发病率。同时，要注意经期保健，这有助于缓解子宫肌瘤患者月经血量过多的现象，减少严重并发症的发生。

（李梦熊）

子宫内膜癌

1. 什么是子宫内膜癌？

子宫内膜癌是一种发生于子宫内膜的上皮性恶性肿瘤，子宫内膜癌好发于围绝经期和绝经后女性。子宫内膜癌是非常常见的女性生殖系统肿瘤，我国每年有接近20万的新发病例，子宫内膜癌是导致患者死亡的第三位常见妇科恶性肿瘤（仅次于卵巢癌和宫颈癌）。

子宫内膜癌的发病与生活方式密切相关，发病率存在地域差异，在北美和欧洲，其发病率仅次于乳腺癌、肺癌、结直肠肿瘤，高居女性生殖系统癌症的首位；在我国，子宫内膜癌的发病率也逐年升高，目前仅次于宫颈癌，居女性生殖系统恶性肿瘤的第二位。

2. 子宫内膜癌有哪些发病危险因素？

子宫内膜癌虽然可以发生于任何年龄，但基本上是一种中老年妇女的肿瘤，好发年龄为45～60岁，平均发病年龄为53岁。

雌激素和子宫内膜癌的发生有着密切的关系。根据子宫内膜癌的病因学及流行病学资料，可总结出子宫内膜癌的一系列危险因素。现将子宫内膜癌的主要危险因素分述如下：

1）超重或肥胖　肥胖会明显增加患子宫内膜癌的风险。超重15%，子宫内膜癌的患病风险增加3倍。儿童期超重是成年期超重的预兆，尽早减肥是有益的。

2）未孕　未孕者比生过一个小孩者至少增加1倍的患病风险。特别是因不排卵所致的不育，因持续受雌激素的作用，缺乏孕激素的对抗与调节，所以患者容易出现子宫内膜增生和癌变。有学者报道，30岁以后生育也会增加子宫内膜癌的患病风险。

3）晚绝经　52岁或52岁以后绝经者，患子宫内膜癌的危险性比49岁以前绝经者增加2.4倍。有学者认为，初潮年龄早的女性，患子宫内膜癌的危险性增加。

4）糖尿病　糖尿病或糖耐量不正常者患子宫内膜癌的危险性比普通人增加2.8倍。

5）高血压　高血压患者患子宫内膜癌的危险性比血压正

常者增加1.5倍。子宫内膜癌患者常有肥胖—高血压—糖尿病三联征。

6）多囊卵巢综合征　多囊卵巢综合征患者不排卵，子宫内膜处于高水平的、持续的雌激素作用之下，缺乏孕激素的调节和周期性的内膜剥脱，所以容易发生内膜增生性改变。多囊卵巢综合征患者体内雄激素水平也高，雄激素可转化为雌酮，导致内膜发生增生性改变。多囊卵巢综合征患者发生子宫内膜癌的风险是正常同龄女性的4倍。

7）卵巢肿瘤　能产生雌激素的卵巢肿瘤主要是卵巢颗粒细胞癌、卵泡膜细胞瘤等，它们常产生较高水平的雌激素，这些肿瘤患者合并子宫内膜癌的概率约为4%。

8）外源性雌激素　在无孕酮拮抗或孕酮量不足时，长期使用雌激素替代治疗会导致子宫内膜增生甚至癌变。患病风险的大小与雌激素的剂量特别是用药时间有关。

9）其他因素　有卵巢癌、肠癌或乳腺癌家族史者，患子宫内膜癌的可能性比没有这些肿瘤家族史者高。

3. 为什么患子宫内膜癌的人越来越多？

1）寿命延长　由于经济的发展和生活水平的提高，人的寿命明显延长，更多的女性能够活到子宫内膜癌发病的危险年龄。另外，肥胖也是子宫内膜癌发病率增加的原因。

2）诊断水平提高　医疗检查水平的提高，使更多的患者得到发现和确认。

3）外源性雌激素的应用

4）诊断范围被扩大　重度不典型增生以及原位癌也被纳入子宫内膜癌范畴。

4. 子宫内膜癌有哪些类型？

子宫内膜癌分为雌激素依赖型（Ⅰ型或相关型）和雌激素非依赖型（Ⅱ型或非相关型）。

1）**雌激素依赖型**　与高雌激素水平有关，大多发生于子宫内膜过度增生后，患者多为晚绝经、肥胖以及合并高血压、高血糖和高血脂等内分泌代谢性疾病者。多为内膜样腺癌，雌、孕激素受体阳性，肿瘤分化好，转移少，预后好。

2）**雌激素非依赖型**　多发生于老年妇女，与高雌激素无关，没有内分泌代谢紊乱，病灶发生于萎缩的子宫内膜上。多为浆液性癌、透明细胞癌，雌、孕激素受体阴性，肿瘤分化差，转移早，预后不好。

5. 雌激素与子宫内膜癌有什么关系？

人体内存在三种雌激素：雌二醇（E2）、雌酮（E1）和雌三醇（E3）。雌二醇由卵巢产生。雌酮约一半由卵巢产生，另一半主要由脂肪等组织合成。雌三醇是雌二醇和雌酮的代谢产物。多数学者认为，Ⅰ型子宫内膜癌的发病与雌激素长期持续刺激子宫内膜并且缺乏孕激素拮抗密切相关，内膜增生过长，进而发展为癌。各种原因造成的雌激素过剩是子宫内膜癌发病的主要原因。

6. 子宫内膜癌的表现是什么？

极早期患者可无明显症状，仅在普查或妇科检查时偶然发现。一旦出现症状，多表现为：

1）出血　异常子宫出血是子宫内膜癌的主要症状，常为少量至中等量出血。年轻患者或围绝经期患者常表现为月经不调，容易被忽视。绝经后患者多表现为持续的或间断性的阴道出血，有些患者仅表现为绝经后少量阴道血性分泌物。晚期患者在出血中可能混有烂肉样组织。

2）阴道排液　部分患者有不同程度的阴道排液。在早期，可表现为稀薄的白色分泌物或少量血性白带；如果合并感染或癌灶坏死，可有脓性分泌物，伴有异味。有时阴道排液中可伴有组织样物。

3）疼痛　癌灶和其引发的出血或感染可刺激子宫收缩，引起阵发性下腹痛。绝经后的女性，由于宫颈管狭窄，宫腔分泌物引流不畅，会继发感染导致宫腔积脓，患者可出现严重的下腹痛伴发热。晚期时，癌组织浸润，穿透子宫全层，或侵犯子宫旁结缔组织、宫颈旁韧带、膀胱、肠管，或压迫盆壁组织或神经时，可引起持续性逐渐加重的疼痛，可同时伴腰骶痛，疼痛可向同侧下肢放射。

4）**腹部包块** 早期内膜癌一般不能在腹部触及包块。如果内膜癌合并较大的子宫肌瘤，或晚期发生宫腔积脓、转移到盆、腹腔形成巨大包块（如卵巢转移时），可能在腹部触及包块，一般为实性，活动度不好，有时有触痛。

5）**其他** 肿瘤晚期，病灶浸润，压迫髂血管，可引起同侧下肢水肿、疼痛；压迫输尿管，可引起同侧肾盂、输尿管积水，甚至导致肾萎缩；持续出血，可导致继发贫血；长期肿瘤消耗，可导致消瘦、发热、恶液质（显著消瘦、贫血、精神衰颓、乏力、皮肤呈污秽黄色）等全身衰竭表现。

7. 诊断子宫内膜癌要进行哪些检查？

子宫内膜癌的诊断需依据病史、症状、体征以及辅助检查结果。确诊需子宫内膜病理组织学检查证实。常用的辅助检查如下：

1）**子宫内膜病理组织学检查** 为诊断的"金标准"。内膜的获取有内膜活检和刮宫两种方式。内膜活检简便且创伤较小，阳性率高，但由于内膜活检只能反映部分内膜情况，所以即使结果为阴性也不能排除癌瘤存在，需进行全面刮宫。为弄清病变是否累及宫颈，刮宫时应分别从宫颈管和宫腔获得组织，即所谓"分段刮宫"。

为避免遗漏诊断，存在下列情况时应考虑诊断性刮宫：

① 凡绝经后出血，都应视为一种"警告"，当排除萎缩性阴道炎及宫颈病变后，如果雌激素水平是高的，则要进行分段刮宫术；

② 病人有不排卵史，或具有内膜癌高危因素的背景；

③ 反复阴道不正常细胞学发现，而宫颈活检阴性者；

④ 怀疑卵巢颗粒细胞瘤或卵泡膜细胞瘤者。

2）细胞学检查　包括宫腔吸引涂片、宫腔灌洗法、子宫内膜刷等，多用于普查，但阳性率一般不高，最后诊断仍需内膜病理组织学检查证实。

3）宫腔镜检查　能直视子宫腔和宫颈管内病灶，并可进行定位活检，对于发现较小的子宫内膜病灶更有价值，还有助于子宫内膜癌的分期，即了解病变范围。宫腔镜下活检可避免常规诊断性刮宫时的误漏，但宫腔镜检查有可能引起内膜癌的扩散，应注意。

4）阴道B超检查　可显示子宫内膜的厚度及形态，对了解病灶的大小、在宫腔中的位置、肌层浸润的深度、肿瘤是否穿破浆膜层有一定的意义。

5）淋巴造影　主要目的是了解淋巴结转移情况，有助于放疗医生设计治疗方案和手术医生决定是否进行淋巴结切除术。

6）CT及磁共振检查　主要用于观察宫腔、宫颈病变，特别是肌层浸润深度以及淋巴结转移情况等，但淋巴结直径小于2厘米的则难以辨认。

7）**血清肿瘤标志物检查**　常见的血清肿瘤标志物包括CA125、CA9-9、HE4等。这些标志物特异性不高，其他许多疾病也可出现这些标志物水平的异常。多种标志物联合使用可提高诊断的敏感性。

8. 子宫内膜癌容易和哪些疾病混淆？

1）**子宫内膜不典型增生**　子宫内膜不典型增生多见于生育期的女性，常表现为阴道不规则出血，月经稀少或闭经一段时间后出现长期、大量的阴道出血，患者常伴不孕史。

2）**子宫内膜增生和子宫内膜息肉**　子宫一般不大或稍大，不规则出血的症状和内膜癌相似，但血性分泌物或排液现象少见，最终鉴别常靠子宫内膜病理检查。

3）**子宫肌瘤**　子宫肌瘤一般有子宫增大及出血等症状。肌层内或浆膜下子宫肌瘤患者的子宫大而硬，且常不对称，多发肌瘤患者常可摸到多个突起，这些均有别于内膜癌。但因两者的合并率很高，所以应避免片面地把一切用子宫肌瘤来解释而丧失了对癌症的警惕性。单纯黏膜下肌瘤，子宫可大小正常或稍大而不硬，出血的同时可伴有阴道排液和血性分泌物，临床表现和内膜癌十分相似，通过探宫腔、内膜检查以及子宫碘油造影可以鉴别。

4）**宫颈癌**　一般鉴别起来没有什么困难，但如果内膜癌已累及宫颈，就很难和原发宫颈癌区别了，活组织检查也仅具有参考价值。一般来说，鳞癌原发于宫颈，腺癌如能找到黏液腺体，则原发于宫颈的可能性大。

5）原发性输卵管癌　阴道排液及阴道涂片可能找到恶性细胞，和内膜癌相似，但输卵管癌的子宫内膜检查结果多为阴性，并可查到宫旁包块。

9. 如何治疗子宫内膜癌？

应根据患者的年龄、身体状况、病变范围和组织学类型，选择适当的治疗方式。早期患者以手术治疗为主，按照手术—病理分期的结果及复发高危因素选择辅助治疗措施；晚期患者宜采用手术、放疗与药物治疗在内的综合治疗措施。

1）手术　为子宫内膜癌的主要治疗方法。手术范围依据临床分期确定。Ⅰ期，病变局限于子宫体，应进行全子宫及双附件切除，必要时加盆腔淋巴结切除。Ⅱ期以上，病变已达宫颈，则应进行根治性全子宫及双附件切除、盆腔淋巴结切除，必要时加腹主动脉旁淋巴结切除。

2）放疗　是治疗子宫内膜癌的有效方法之一，可分为术前放疗、单纯放疗和术后辅助放疗。单纯放疗适用于年龄较大、体质差或合并全身严重性疾病不能承受手术者。对于有高危因素的患者，术后辅助放疗可降低术后复发率，提高生存率。

3）化疗　是子宫内膜癌常用的辅助治疗手段，一般与手术、放疗等配合使用。

4）**孕激素治疗**　适用于孕激素受体阳性者。主要使内膜转化为分泌期，最后促使癌肿萎缩。多用于复发癌或晚期失去手术机会的患者，或与手术、放疗等综合应用。孕激素治疗以高效、大剂量、长期应用为宜，至少应用12周以上方可评定疗效。

10. 哪些子宫内膜癌患者需要化疗？

一般来说，存在以下情况的子宫内膜癌患者需要化疗：

① 特殊类型的子宫内膜癌患者，如浆液性癌、透明细胞癌等；

② 晚期及复发病例；

③ 具有复发高危因素的手术后患者，如低分化、雌激素受体和孕激素受体阴性者；

④ 放疗增敏者；

⑤ 无法进行手术和放疗的患者。

11. 子宫内膜癌患者能保留卵巢吗？

目前，对年轻的子宫内膜样腺癌 I 期患者，无肿瘤家族史、无卵巢隐性转移及卵巢转移高危因素，术前病理诊断分化良好的腺癌，雌激素受体（ER）、孕激素受体（PR）阳性，术中探查腹主动脉旁或盆腔淋巴结无可疑转移者，可以考虑保留卵巢，但应密切随访。

对子宫内膜癌患者进行保留卵巢的手术，需要医生和患者共同商量决定。术中冰冻病理组织检查有帮助。

现在，早期子宫内膜癌保留卵巢仍属探索阶段，不能作为常规方案。此外，保留卵巢并非改善子宫内膜癌患者术后生活质量的唯一方式，应用药物同样能够有效缓解低雌激素的相关症状，同时能避免卵巢转移风险。

12. 子宫内膜癌患者能保留生育功能吗？

子宫内膜癌的标准手术是"子宫＋双附件＋腹膜后淋巴结切除"。此种手术治疗尽管对早期疾病的治愈率高，但患者会丧失生育能力。多数资料显示，40岁以下的子宫内膜癌患者多伴有月经不调、不孕及多囊卵巢综合征等，部分患者未曾生育或仍有生育愿望，有保留生育功能的渴求；同时，由于诊断技术和治疗手段的不断改进，使肿瘤的早期诊断率和患者的长期存活率有了显著的提高，这为部分年轻的子宫内膜癌患者保留生育功能提供了可能。因此，根据肿瘤的范围和患者的意愿进行个体化手术，最大限度地实施"定点清除"，尽可能保证生活质量和保留脏器功能，特别是生育功能，已成为现代妇科肿瘤手术治疗的原则之一。

在子宫内膜癌患者生命有保障的情况下才考虑保留生育

功能的问题。在选择非手术治疗之前，必须对患者进行全面评估。如果情况许可，还应评估患者夫妇双方的生育能力。

符合下列所有条件的患者才考虑进行保留生育功能的治疗：

①年龄≤40岁，有强烈的生育要求；

②病理诊断为高分化子宫内膜样腺癌；

③磁共振检查，无肌层浸润、宫颈受累、子宫外病灶的证据；

④孕激素受体（PR）阳性；

⑤血清CA125正常；

⑥肝肾功能正常；

⑦有条件密切随访，依从性好。

有学者提出，患者还应符合另外两个条件才能考虑进行保留生育功能的治疗：一是腹腔镜下盆腔淋巴结切除未发现盆腔淋巴结转移的证据；二是腹腔冲洗液细胞学检查结果呈阴性。

13. 子宫内膜癌患者如何随访复查？

所有肿瘤都具有复发和转移的特性，治疗后的随访复查能及时发现肿瘤的复发或转移，根据随访复查结果采取适当的治疗措施，可以提高患者的生存率。

子宫内膜癌与其他恶性肿瘤一样，需要定期随访复查。

1）**复查时间** 治疗后第1年，2～3个月复查一次；第2年，6个月复查一次；第3年后，每年复查一次。

2）**复查内容** 包括盆腔检查、阴道细胞学涂片检查、胸片检查（6个月至1年）、盆腹腔CT或磁共振检查、血清CA125等。

14. 子宫内膜癌会复发吗？

复发是指肿瘤经过彻底治疗并完全消退后又出现新的病灶。

子宫内膜癌的复发率约为15%，其中Ⅰ期约为7%，Ⅱ期约为15%，Ⅲ期约为30%，Ⅳ期约为60%。最常见的复发部位是阴道残端，其他常见的复发部位是盆腔、腹腔、肺、肝、骨。复发多发生在治疗后2年内。如果治疗后5年内没有复发迹象，则以后复发的概率很小。

研究表明，年龄在60岁以上，晚期，病理类型为子宫浆液性癌、透明细胞癌、未分化癌、低分化癌，肿瘤浸润深，淋巴管间隙受累，有淋巴结转移者，容易复发。此外，初始治疗是否规范，手术是否彻底，高危患者是否进行了术后辅助治疗，也是影响复发的重要因素。

15. 如何预防子宫内膜癌？

因为子宫内膜癌的具体病因尚不明确，所以目前尚不能有针对性地预防其发生，重点应放在早期发现、早期治疗上。

对于绝经后出血、围绝经期月经紊乱，应注意排除子宫内膜癌的可能。年轻女性，月经紊乱治疗无效，应及时做B超检查和子宫内膜检查。要重视子宫内膜癌的癌前病变，对已证实有子宫内膜不典型增生等癌前病变者，根据情况进行全子宫切除术，有生育要求者应及时给予大剂量孕激素治疗并监测病情变化。

要严格掌握激素替代治疗的适应症，合理使用，更年期及绝经后妇女更应慎用。有子宫的妇女，在应用雌激素的同时宜适当应用孕激素保护子宫内膜，并严密监测。

改变生活习惯、节制饮食、加强锻炼，通过控制高血压、糖尿病、肥胖等的发生，降低子宫内膜癌的发病风险。

（叶辉霞）

人类乳头瘤病毒
与宫颈疾病

1. 得了宫颈糜烂怎么办？

在过去，"宫颈糜烂"被认为是一种慢性宫颈炎症。从2008年起，医学界取消了"宫颈糜烂"一说，并以"宫颈柱状上皮异位"这一新名词取而代之，原因是原来被误认为是难于启齿的疾病"宫颈糜烂"，在多数情况下实为正常的生理现象。

宫颈的上皮组织有两种，一种叫柱状上皮，表面呈红色细颗粒状，外观呈"糜烂"样，能分泌碱性黏液，主要分布于宫颈管；另一种叫鳞状上皮，覆盖在宫颈阴道部，表面粉红、光滑。柱状上皮与鳞状上皮的交接处称"鳞柱交界区"，是宫颈癌的好发部位。鳞柱交界区易受雌激素影响，青春期前由于卵巢功能不完善，绝经后卵巢功能衰退，女性体内雌激素水平低下，柱状上皮往宫颈管内生长，鳞柱交界区内移至宫颈管，妇检阴道窥诊所见宫颈均为光滑的鳞状上皮所覆盖。而处于青春期及生育期的女性，由于卵巢功能完善，体内雌激素水平较高，受雌激素的影响，柱状上皮往外生长，鳞柱交界区外移，更多柱状上皮暴露于宫颈。因此，我们可以这样理解，"宫颈糜烂"往往不是病，而是"青春"的标志！

单纯的宫颈柱状上皮异位并不需要过多干预。但宫颈处的柱状上皮为单层上皮细胞，上皮菲薄，在性生活活跃的时期容易发生感染。当发生炎症或其他宫颈疾病时，则需要采取相应的措施进行治疗。

2. 宫颈疾病有哪些？

宫颈疾病是指宫颈区域发生的各种病变，包括炎症、损伤、肿瘤以及癌前病变等，是女性最常见的疾患，最严重的是宫颈癌。

1）宫颈炎　主要临床表现是阴道分泌物增多、经间期出血、性交出血等。引起感染的病原体可为性传播疾病病原体（如淋球菌和沙眼衣原体）和内源性病原体（如细菌性阴道病病原体和生殖支原体），部分病原体不清。宫颈炎主要采用抗生素进行治疗。

2）宫颈癌　主要临床表现为性交出血、阴道排液（常为米泔样，带恶臭）、不规则阴道流血等。目前，大量的研究表明，99.8%的宫颈癌与人类乳头瘤病毒感染相关。宫颈癌因此成为目前所有癌症中唯一病因明确、可以早期预防和治疗、可以彻底根除的癌症。

3）宫颈上皮内瘤变　宫颈上皮内瘤变是一种与宫颈浸润癌密切相关的宫颈疾病，常发生于25～35岁的年轻女性。宫颈上皮内瘤变可发展为浸润癌，所以被视为癌前病变。宫颈上皮内瘤变的发生与人类乳头瘤病毒感染也是密切相关的。宫颈上皮内瘤变是宫颈癌发生早期的一个过程，及时发现、及时治疗可预防宫颈癌。

3. **什么是人类乳头瘤病毒？**

人类乳头瘤病毒是一种属于乳多空病毒科乳头瘤病毒属的直径为45～55纳米的双链闭环DNA病毒，具有宿主和组织特异性，只感染人类皮肤和黏膜上皮细胞，不产生病毒血症。人类乳头瘤病毒抵抗力强，能耐受干燥并长期存活，但加热或经福尔马林处理可灭活。

目前，确定的人类乳头瘤病毒类型有110余种，其中40余种与生殖道疾病相关，20余种与肿瘤相关，不同的型别引起不同的临床表现。生殖道类型又分高危型和低危型，高危型人类乳头瘤病毒感染后可引起宫颈癌或高度上皮内瘤变，低危型人类乳头瘤病毒感染后可引起皮肤疣变或低度上皮内瘤变。

人类乳头瘤病毒感染非常常见，正常性行为的女性，宫颈感染一种人类乳头瘤病毒的终身累计概率高达70%，约20%的人类乳头瘤病毒感染者为多个型别同时感染（既往感染过某一型别人类乳头瘤病毒的个体仍可能再次获得同种型别的感染）。2004年的数据表明，我国高危人类乳头瘤病毒感染率为10%～13%。在我国宫颈癌高发地区，20～54岁女性的生殖道高危人类乳头瘤病毒感染现患率，城市地区为13.8%，农村地区为14.6%。人类乳头瘤病毒感染高峰年龄为16～20岁，随着年龄的增长感染率会逐渐下降。此外，85%～90%的女性（尤其是小于21岁者）具备自我清除病毒的能力，能在平均8～24个月内将病毒负荷清除至检测不到的水平。只有持续同一高危型人类乳头瘤病毒感染2年以上者才会出现宫颈上皮内瘤变，持续感染10年以上才会引起宫颈癌变。

4. 人类乳头瘤病毒的传播途径有哪些？

1）**直接的皮肤接触（如性交、会阴部接触）** 这是人类乳头瘤病毒传播的最主要途径。

2）**间接接触** 即通过接触感染者的衣物、生活用品、用具等传播。

3）**医源性传播** 医务人员在治疗、护理患者时防护不好，造成自身感染，或通过医务人员传给患者。

4）**母婴传播** 婴儿通过与孕妇产道的密切接触而感染。

注意：人类乳头瘤病毒不通过血液或体液传播（例如精液）。

5. 人类乳头瘤病毒可导致哪些宫颈病变？

1）宫颈人类乳头瘤病毒亚临床感染　女性感染人类乳头瘤病毒初期通常没有特殊症状，偶有外阴瘙痒、分泌物增多等表现。妇科检查可见光滑或柱状上皮异位等表现，与正常宫颈无异，肉眼不易辨认，需借助放大镜、醋白试验才能观察到。在醋白试验阳性区域取组织进行活检可发现典型的人类乳头瘤病毒病理改变——挖空细胞。

2）宫颈湿疣　这是低危型人类乳头瘤病毒感染的典型表现，患者可有外阴瘙痒、阴道分泌物增多、性交出血等临床表现。肉眼可见宫颈表面乳头瘤状、菜花状、颗粒状、鸡冠状赘生物。细胞学检查或病理活检均可见挖空细胞。

3）低度子宫颈鳞状上皮内瘤变　常见于年轻女性，尤其是小于29岁的女性。主要临床表现为阴道分泌物增多、性交出血等。常为多种型别人类乳头瘤病毒混合感染，一般兼有低危型和高危型人类乳头瘤病毒。宫颈的细胞学检查可见细胞核增大至上皮中层细胞细胞核的至少3倍，细胞质被推向细胞周边成挖空细胞。肉眼观察宫颈可无异于正常宫颈。阴道镜检查可见宫颈鳞柱交界区模糊或轻薄的醋白上皮。组织病理活检可见上皮下1/3为不成熟细胞排列，轻度极性紊乱，核增大，形态尚规则，异型性较轻，有丝核分裂少见。低度子宫颈鳞状上皮内瘤变可逆转，临床上70%～80%未经治疗的低度子宫颈鳞状上皮内瘤变可维持不变或自然消退，特别是年轻妇女（＜30岁）；20%～30%可发展为高度子宫颈鳞状上皮内瘤变。

4）**高度子宫颈鳞状上皮内瘤变**　高度子宫颈鳞状上皮内瘤变的病变包括中度不典型增生、重度不典型增生和原位癌，有较高的向浸润癌进展的倾向性。一般由持续感染特定的高危型人类乳头瘤病毒所致。高危型人类乳头瘤病毒持续存在、吸烟、长期口服避孕药是发生高度子宫颈鳞状上皮内瘤变的三大高危因素。高度子宫颈鳞状上皮内瘤变主要的临床表现为性交出血、阴道分泌物增多（伴或不伴臭味）、不规则阴道流血、腰痛等。宫颈的细胞学检查可见细胞核边界不规则，核深染，胞浆减少，失分化，体积变小，显著核异质。肉眼观察宫颈可无异于正常宫颈。阴道镜检查可见宫颈鳞柱交界区内边界清晰、厚重、污秽的醋白上皮，醋白上皮表面可见异型血管。

未经治疗的高度子宫颈鳞状上皮内瘤变具有发展为宫颈癌的高度潜力。文献报道，原位癌的逆转率比重度不典型增生低，重度不典型增生的逆转率、持续率、进展率分别是54%、16%、30%，原位癌的逆转率、持续率、进展率分别是32%、56%、14%。

5）**宫颈癌**　高危型人类乳头瘤病毒持续感染是宫颈癌发生的必要条件。流行病学调查显示，99.8%的宫颈癌病例人类乳头瘤病毒阳性。从感染人类乳头瘤病毒到发展成浸润癌一般需要10~13年。全球范围内，宫颈癌患者中人类乳头瘤病毒16型感染者占55%~60%，人类乳头瘤病毒18型感染者占10%~15%，其他高危型别感染者占25%~35%。宫颈癌的病理类型有腺癌、腺鳞癌和鳞状细胞癌。人类乳头瘤病毒16型一般导致鳞癌，而人类乳头瘤病毒18型导致的腺癌和腺鳞癌比例大于鳞状细胞癌。宫颈癌患者常见的临床表现有阴道流血（常为性交出血）、阴道排液（大量米泔样或脓性恶臭白带），晚期可出现腰痛、便秘、尿频、尿急、下肢肿胀、消瘦等。肉眼观察可有不同表现。微小浸润癌可无明显病灶，无异于正常宫颈。随着病情发展，可出现不同体征。外生型宫颈癌可见息肉样、菜花样赘生物，质脆易出血；内生型宫颈癌表现为宫颈肥大、质硬、颈管膨大；晚期癌组织坏死脱落，可形成溃疡或空洞，且常伴有感染，带恶臭脓血性分泌物。阴道镜检查可见宫颈肥大或菜花状赘生物，厚重、污秽醋白上皮，常伴有异型血管。

6. 感染了人类乳头瘤病毒怎么办？

目前，尚无针对人类乳头瘤病毒的有效治疗性疫苗和药物。亚临床生殖道人类乳头瘤病毒感染通常能自愈，特异性抗病毒治疗不推荐用于根除人类乳头瘤病毒感染。治疗应取决于人类乳头瘤病毒感染是否导致肉眼可见的典型皮损（如生殖器疣）或有病理学诊断的病变（如癌前病变）。不建议对没有临床症状及病灶的生殖器人类乳头瘤病毒感染进行治疗。因此，如仅为人类乳头瘤病毒感染，而阴道镜检查或细胞学病理检查证实无病变时，我们只需定期随访，一年后复查即可。如果人类乳头瘤病毒感染已经导致宫颈病变，则需采取治疗措施。

1）**生殖器疣**　通常以局部治疗为主，具体方法包括药物治疗（常用药物有咪喹莫特乳膏、足叶草毒素）、物理治疗（冷冻治疗、激光治疗、电烙术和透热疗法）和手术切除。治疗前，应对整个下生殖道进行评估（包括宫颈细胞学检查），以排除宫颈病变等。如果疣体在表现上呈现不典型性，必须通过活检或切除排除外阴上皮内瘤变（VIN）或宫颈上皮内瘤变（CIN）的可能性。治疗4～6周疗效欠佳者应重新诊断，更换治疗方法。成功治疗3个月后，应复诊评价是否复发。

2）**宫颈上皮内瘤变**

① 低度子宫颈鳞状上皮内瘤变：定期复查或物理治疗。如在随访过程中病变发展或持续存在2年，则需采取治疗措施，阴道镜检查结果满意者可进行激光或冷冻等物理治疗，阴道镜检查结果不满意者或疾病进展者应进行锥切术。

② 高度子宫颈鳞状上皮内瘤变：宫颈锥切或LEEP手术。经宫颈锥切确诊、年龄较大、无生育要求、合并有其他手术指征的妇科良性疾病的高度子宫颈鳞状上皮内瘤变患者也可进行全子宫切除术。

3）**宫颈癌**　根据分期，个体化治疗。

7. 如何预防人类乳头瘤病毒感染？

① 洁身自好，避免多个性伴侣，注意性生活卫生。

② 做人工流产手术时，器械可导致一定程度的宫颈损伤，损伤可使人类乳头瘤病毒更容易入侵宫颈上皮导致感染。因此，应采用有效的避孕措施，避免反复多次流产。

③ 男性包皮过长，易感染各类性病，包括人类乳头瘤病毒感染。包皮环切可预防成人后人类乳头瘤病毒的感染与传播，也是预防女性感染人类乳头瘤病毒导致宫颈癌的重要措施。

④ 接种人类乳头瘤病毒预防性疫苗。目前，国际上已有人类乳头瘤病毒预防性疫苗，Gardasil四价疫苗是第一个获得美国食品药品管理局批准上市的人类乳头瘤病毒预防性疫苗，可预妨6、11、16、18亚型人类乳头瘤病毒感染，推荐的注射年龄为9～26岁。Cervarix是专门预防16、18亚型人类乳头瘤病毒感染的二价疫苗，推荐的注射年龄为10～25岁。因为大部分宫颈癌的人类乳头瘤病毒感染类型是16、18型，所以，注射这两种疫苗可减少大部分（约70%）宫颈癌的发生。美国在2014年12月推出了人类乳头瘤九价疫苗。发表于《新英格兰医学杂志》的随机对照研究结果显示，和四价疫苗相比，九价疫苗对31、33、45、52、58亚型人类乳头瘤病毒感染也有很好的防护效果。注

意：接种过预防性疫苗的女性仍需接受常规筛查。

8. 如何进行宫颈癌筛查？

人类乳头瘤病毒感染可预防不可治疗，但感染了人类乳头瘤病毒也不需要恐惧，只要定期进行宫颈癌筛查，在癌前病变阶段、及时发现病变、及时治疗，阻断其向浸润癌发展，是可以预防宫颈癌发生的。

欧洲的筛查指南推荐人类乳头瘤病毒用于25岁以上人群的宫颈癌初筛。

美国妇产科学会的宫颈癌筛查临床指南推荐：

① 宫颈癌筛查应从21岁开始，年龄＜21岁的女性不应进行细胞学检查或人类乳头瘤病毒检测。

② 年龄在21～29岁的女性应每3年做一次细胞学检查。该年龄段女性不应进行人类乳头瘤病毒检测，除非细胞学检查结果异常者。

③ 年龄在30～65岁的女性应每5年进行一次细胞学检查及人类乳头瘤病毒检测（称"联合测试"）。这是首选的，也可以每3年进行一次单纯细胞学检查。

④ 年龄＞65岁、定期细胞学检查（前10年内累计3次）结果正常的女性，不用进行宫颈癌筛查。一旦停止筛查，不应再次进行。有严重子宫颈癌前病变的女性在确诊后，即使持续筛查时＞65岁，也需至少测试20年。

⑤ 进行子宫切除术但切除原因与宫颈癌无关的女性，没有宫颈癌或严重癌前病变的女性，不应进行筛查。

⑥ 已接种抗人类乳头瘤病毒疫苗的女性也遵循针对所属年龄组的筛查建议。

有效的筛查能成功降低宫颈癌的发病率和死亡率。定期、规范地进行宫颈癌筛查，及时发现宫颈癌前病变并及时治疗，相信宫颈癌一定会有被消灭的那一天！

（叶敏娟）

宫颈癌

1. 什么是宫颈癌？

宫颈癌又称为子宫颈癌，是最常见的妇科恶性肿瘤。宫颈癌的高发年龄为50～55岁，近年来发病有年轻化的趋势。近几十年来，宫颈细胞学筛查的普遍应用，使宫颈癌及其癌前病变得以早期发现和治疗，宫颈癌的发病率和死亡率已有明显下降。

2. 宫颈糜烂、宫颈炎、宫颈癌是一回事吗？

这三种病我们分别来介绍一下：

1）宫颈糜烂　宫颈糜烂是由于宫颈鳞状上皮脱落，脱落面被柱状上皮和不成熟化生的鳞状上皮所覆盖，因柱状上皮菲薄，其下间质透出而呈现红色的糜烂样改变。宫颈糜烂是假性糜烂。真性宫颈糜烂是指由于各种原因导致的宫颈上皮脱落、溃疡。

2）宫颈炎　分为急性宫颈炎和慢性宫颈炎。

① 急性宫颈炎：指子宫颈发生的急性炎症，表现为局部充血、水肿，上皮变性、坏死，黏膜下组织、腺体周围可见大量中性粒细胞浸润，腺腔中可见脓性分泌物。急性宫颈炎由多种病原体引起，也可由物理因素、化学因素刺激或机械性子宫颈损伤伴感染所致。最常见的病原体是淋球菌和沙眼衣原体。主要使用抗生素治疗。

② 慢性宫颈炎：子宫颈间质内有大量淋巴细胞、浆细胞等慢性炎症细胞浸润，伴有宫颈腺上皮和间质的增生与鳞状上皮化生，可由急性宫颈炎迁延而来。

3）宫颈癌　是人类乳头瘤病毒持续感染所致的宫颈恶性肿瘤。

宫颈糜烂多数为女性生理性的表现，真性的宫颈糜烂在临床中并不常见。宫颈炎是一种炎症。宫颈癌、宫颈糜烂、宫颈炎三者是完全不同的。

3. 为什么宫颈癌的发病年轻化了？

宫颈癌的发病与人类乳头瘤病毒感染密切相关。人类乳头瘤病毒感染作为一种特殊类型的性传播疾病，是子宫颈上皮内瘤变和宫颈癌发生的病因。此外，吸烟与宫颈上皮内瘤变的发生也有一定关系。多个性伴侣、初次性生活年龄不足16岁（青春期宫颈处于鳞状上皮化生时期，对致癌因素较为敏感）、早年分娩这些"危险事件"的增加，导致了宫颈癌发病的年轻化。近年来，30岁前患宫颈癌者已不罕见。

4. 为什么会得宫颈癌？将来人类可以完全预防宫颈癌吗？可以消灭宫颈癌吗？

女性持续的人类乳头瘤病毒感染，机体又不能有效祛除病毒，出现了宫颈癌前病变也没有及时就医，致使宫颈癌前病变持续发展，于是就会发展成宫颈癌。

那么，人类将来可以预防宫颈癌，甚至可以消灭宫颈癌吗？是的。因为从人类乳头瘤病毒感染到宫颈上皮内瘤变再到宫颈癌，需要很长的一段时间。多长呢？一般来说，10年左右。在那么长的时间里，医生和病人有充分的时间去发现它，只要我们在癌变前去体检或者到妇科就诊，就有可能发现它，及时将它消灭。

和其他癌症不同，目前宫颈癌的确切病因已经找到，是人类乳头瘤病毒感染所致。随着女性健康意识的提高和人类乳头瘤病毒疫苗的广泛使用，以及宫颈防癌筛查的普遍实施，预防高危型的人类乳头瘤病毒感染和在癌变前去发现它，阻断其发展，是切实可行的。

5. 常规的妇科检查，医生能分辨出宫颈炎、宫颈病变、宫颈癌吗？

医生单纯用肉眼是无法看出宫颈癌前病变和早期宫颈浸润癌的，区分宫颈炎、宫颈病变、宫颈癌，必须采用宫颈薄层液基细胞学检查等防癌检查手段，有时需要病理活检才能确诊。宫颈炎症还需要结合阴道、宫颈分泌物检查来辅助诊断。

6. 宫颈癌有什么危险信号？

2002年，41岁的著名女演员李媛媛因宫颈癌医治无效在北京病逝。2003年，中国香港女明星梅艳芳也因为宫颈癌离开了深爱着她的影迷。这些为我们所熟知的女明星因为此类疾病而相继离去，这不得不引起我们的重视。那宫颈癌会有什么症状表现？哪些症状需要引起我们的重视呢？

早期宫颈癌常无明显症状和体征，宫颈可光滑或呈糜烂样改变，很难与宫颈柱状上皮异位（以前说的宫颈糜烂）区别开来。颈管型宫颈癌患者也因宫颈外观正常容易被漏诊或误诊。

即便如此，宫颈癌还是会露出一些蛛丝马迹的。一般情况下，宫颈癌患者可有以下表现：

1）阴道流血 早期多为接触性出血，中、晚期多为不规则阴道流血。出血量根据病灶大小、侵及间质内血管的情况而不同，如果侵及大血管，可引起大出血。年轻患者可表现为经期延长、经量增多，老年患者常为绝经后不规则阴道流血。一般来讲，外生型的较早出现阴道出血症状，而且出血量多；内生型的较晚出现该症状。

2）阴道排液　多数患者有阴道排液。液体为白色或血性，可稀薄如水样或呈米泔状，或有腥臭。晚期患者，因癌组织坏死伴感染，可有大量米汤样或脓性恶臭白带。

3）晚期宫颈癌的症状　根据癌灶累及范围可出现不同的继发性症状，如尿频、尿急、便秘、下肢肿痛等；癌肿压迫或累及输尿管时，可引起输尿管梗阻、肾盂积水及尿毒症；还可有贫血、恶液质等全身衰竭症状。

"早期多为接触性出血"，什么意思呢？就是和男方性生活时或者妇科医生给她做妇科检查时，碰到宫颈的时候，宫颈会有些血性的分泌物，量不多，自己也没有感觉到什么不舒服。那么，可否等到有症状才去就诊呢？这是不正确的想法，因为有些早期的宫颈癌患者是没有任何症状的。

宫颈病变、宫颈癌的治疗越早越好，最好在没有癌变前治疗。癌前病变，手术效果非常好，医疗费用也少，病人承受的痛苦也非常小。如果不予重视，尤其是老年女性，出现症状羞于看医生，也不愿意和子女谈及此事，更无体检的意识，这样会耽误治疗。每年一次的妇科体检非常重要！

7. 如何诊断宫颈癌？

宫颈癌的诊断现在已经形成了一个很规范的"三阶梯"程序：第一步是宫颈细胞学检查和（或）人类乳头瘤病毒DNA检测，第二步是阴道镜检查，第三步是子宫颈活组织病理检查。诊断宫颈癌的"金标准"是活组织病理检查。

由于存在个体差异，医生会因人而异地制订诊断方案。例如，对于体检时怀疑已患宫颈癌的病例，医生会直接在病灶上取活组织送病理检查。如果病灶很小，或者考虑有微小的浸润，可能需要加做一个宫颈环形电切术，将切除下来的组织做连续的病理切片，来明确病人的肿瘤期别。

确诊宫颈癌后，医生会根据具体情况选择胸部X线片、静脉肾盂造影、直肠镜检查、膀胱镜检查、B超检查、CT、磁共振检查、PET-CT等影像学检查，来明确宫颈癌的临床期别，从而选择合适的治疗方案。

8. 如何治疗宫颈癌？

宫颈癌的治疗，要综合考虑临床分期、患者年龄、生育要求、全身情况、医疗技术水平及设备条件等，制订适当的个体化治疗方案。一般以手术和放疗为主，以化疗为辅。

1）**手术** 手术主要用于早期宫颈癌患者（ⅠA～ⅡA

期），优点是年轻的患者可保留卵巢及阴道功能。

常用术式有全子宫切除术、次广泛全子宫切除术及盆腔淋巴结清扫术、广泛全子宫切除术及盆腔淋巴结清扫术、腹主动脉旁淋巴切除或取样。年轻患者，如果卵巢正常，可保留。对要求保留生育功能的年轻患者，属于特别早期的，可进行宫颈锥切术或根治性宫颈切除术。

2）**放疗**　放疗适用于中晚期患者以及全身情况不适宜手术的早期患者，还可作为宫颈大块病灶的术前治疗以及术后病理检查发现有高危因素患者的辅助治疗。

3）**化疗**　主要用于晚期或复发转移的患者。近年也采用手术联合术前新辅助化疗（静脉或动脉灌注化疗）来缩小肿瘤病灶和控制亚临床转移，还用于放疗增敏。

9. 宫颈癌的治疗效果怎么样？

宫颈癌的疗效总的来讲还是不错的。早期病例，手术或者放疗均可达到较好的治疗效果。手术治疗，Ⅰ期患者的5年生存率达90%以上，Ⅱ期患者在70%以上。放疗，总的5年生存率为55%～65%，其中，Ⅰ期70%～90%，Ⅱ期60%～80%，Ⅲ期40%～55%，Ⅳ期10%～20%。

10. 宫颈癌治疗期间如何进行家庭养护？

家庭成员应帮助患者建立信心，让患者以积极、乐观的态度正确对待疾病，进行适当的体育锻炼，加强营养，同时定期随访。随访的内容包括：全身检查，有无浅表淋巴结肿大，腹部情况，下肢是否水肿；妇科检查、血常规、胸片、盆腹腔B超，阴道脱落细胞学检查，SCC（鳞状细胞癌抗原）检测。治疗后丧失卵巢功能、提前进入更年期的患者要消除顾虑，对症治疗，必要时在医生的指导下进行激素替代治疗。

11. 如何预防宫颈癌？

① 普及防癌知识，开展性卫生教育，重视妇科体检，通过普及、规范宫颈癌筛查，早期发现宫颈病变，并及时治疗，阻断其向宫颈癌发展。

② 重视高危因素和高危人群，有异常症状者及时就医。提高接受宫颈癌筛查和预防性传播疾病的自觉性。

③ 适时注射人类乳头瘤病毒疫苗。

（叶青剑）

卵巢癌

1. 什么是卵巢癌？

卵巢癌是女性生殖器官常见的恶性肿瘤之一，多发生于围绝经期的妇女，35岁以上者多发卵巢上皮癌，35岁以下者多发生殖细胞肿瘤。卵巢位于盆腔深处，而且早期卵巢癌常无症状，因此，早期诊断比较困难，70%的患者在诊断时已属晚期。卵巢癌的发病率仅次于宫颈癌和子宫体癌，在女性常见恶性肿瘤中所占的比例为2.5% ~ 5%，但其死亡率则居妇科恶性肿瘤之首。

2. 卵巢癌的病因是什么？哪些人容易得？

卵巢癌的病因尚不清楚。年龄的增长，未产或排卵年增加（初潮早或绝经晚），使用促排卵药物，绝经后应用激素替代疗法，乳腺癌、结肠癌或子宫内膜癌的个人史以及卵巢癌家族史，被视为危险因素。"卵巢癌三联征"（年龄＞40岁、卵巢功能障碍、胃肠道症状）对卵巢癌的提示作用很大。

3. 卵巢癌的症状是什么？

早期常无症状。晚期主要表现为腹部膨胀感，营养不良及体质消瘦，月经紊乱、阴道出血，腹痛、腰痛或坐骨神经痛。

1）**疼痛**　可由于瘤内的变化（如出血、坏死）以及瘤体的迅速增长而引起相当程度的持续性胀痛，局部有压痛。

2）**月经不调**　少部分患者存在绝经后阴道少量出血。

3）**消瘦**　晚期呈进行性消瘦。

4）**腹胀、腹痛及不适感**　早期可有下腹、腰骶部隐痛、坠胀感，易被忽视。肿瘤增大明显，伴腹水或出现转移，腹胀、腹痛明显时，患者才想到就医。

5）**腹部肿块**　有时在尚未出现其他症状时，患者自己就能在腹部触及肿块。

6）**其他症状**　肿瘤巨大或伴大量腹水者，可出现一系列盆腹腔压迫症状，如食欲不振、恶心呕吐、尿频尿急、排尿困难、下肢水肿等；有肿瘤转移时，可出现远处器官肿瘤转移的症状。

4. 如何诊断卵巢癌？

结合病史和体征，辅以必要的辅助检查，即可诊断。

常用的辅助检查如下：

① 影像学检查。包括B超检查（有助于判断盆腔肿块的来源及性质，可测定卵巢的大小、外形、轮廓，也可对盆腔肿块的大小、形状、内部结构、与周围脏器的关系及其来源做出判断）、磁共振检查、CT检查、PET-CT检查（对盆腔肿块进一步定位，了解其大小、范围及性质）。对已确诊为恶性肿瘤者，影像学检查可判断其浸润及转移的范围，有利于手术前分期，指导手术。

② 肿瘤标志物检查。包括血清CA125、AFP、HE4等，可辅助判断盆腔肿块的良恶性。

③ 腹腔镜检查。可直接观察肿块的外观和其在盆腔、腹腔及横膈的部位，也可以在可疑部位进行多点活检，还可以抽取腹腔积液进行细胞学检查。

④ 细胞学检查。抽取腹腔积液、腹腔冲洗液、胸腔积液，进行细胞学检查。

5. 卵巢癌的治疗手段有哪些？

一旦发现卵巢肿瘤，应进行手术。恶性肿瘤，除切除肿物外，还应进行手术病理分期；术中应剖视肿瘤，必要时做冰冻切片组织检查以明确诊断；术后应根据肿瘤的组织学类型、细胞分化程度、手术病理分期和残余灶大小，决定是否进行辅助性治疗（化疗是主要的辅助治疗手段）。

6. 如何进行卵巢癌的筛查？

目前，还缺乏有循证医学依据的卵巢癌筛查方案。血清CA125检测联合盆腔B超检查、盆腔检查是目前较为推荐的体检方式，但用于筛查普通人群尚缺乏理想的敏感性和特异性。

（曾　峰）

葡萄胎

1. 什么是葡萄胎？

葡萄胎是指妊娠后受精卵发育形成不正常的胎盘，患者胎盘绒毛滋养细胞增生，间质水肿，形成大小不一的水泡，水泡间借蒂相连成串，形如葡萄，也称水泡状胎块。

葡萄胎分为完全性葡萄胎和部分性葡萄胎。胎盘绒毛组织几乎全部变成葡萄胎组织，这种葡萄胎称为完全性葡萄胎；仅部分胎盘绒毛组织有水泡样改变，可有或无胎儿，这种葡萄胎称为部分性葡萄胎。部分性葡萄胎的发生率远低于完全性葡萄胎。

2. 完全性葡萄胎发生的危险因素有哪些？

完全性葡萄胎的发生存在着地域差异，亚洲和拉丁美洲国家的发生率较高。饮食中缺乏维生素A及其前体胡萝卜素和动物脂肪者发生葡萄胎的概率显著升高。年龄是另一危险因素，大于35岁和小于20岁的女性葡萄胎的发生率较高。

细胞遗传学研究表明，完全性葡萄胎的染色体核型为二倍体，均来自父系，其中90%为46,XX，即由一个细胞核基因物质缺失或失活的空卵与一个单倍体精子（23,X）受精，经自身复制为二倍体（46,XX）；另10%核型为46,XY，是由一个空卵分别和两个单倍体精子（23,X和23,Y）同时受精而成。

3. 部分性葡萄胎发生的危险因素有哪些？

有关部分性葡萄胎高危因素的流行病学调查资料较少。细胞遗传学研究表明，部分性葡萄胎的核型90%以上为三倍体，如胎儿同时存在，其核型一般也为三倍体。最常见的核型是69,XXY，其余为69,XXX或69,XYY，为一正常单倍体卵子和两个正常单倍体精子受精，或由一个正常单倍体卵子（精子）和一个减数分裂缺陷的双倍体精子（卵子）受精而成，多数情况下一套多余的染色体来自父方。多余的父源基因物质是造成滋养细胞增生的主要原因。另外，尚有极少数部分性葡萄胎的核型为四倍体，但其形成机制还不清楚。

4. 葡萄胎有什么临床表现?

1) 完全性葡萄胎的临床表现

① 停经后阴道流血:停经时间一般在8~12周,以后有不规则的阴道流血,量多少不定,时出时停,反复发生,逐渐增多,可造成大出血,导致患者休克甚至死亡。葡萄胎反复出血,如不及时治疗,可导致贫血和继发感染。

② 腹痛:因葡萄胎增长迅速和子宫过度快速扩张所致,表现为阵发性下腹痛,一般不剧烈,能忍受,常发生于阴道流血之前。如果发生卵巢黄素化囊肿扭转或破裂,可出现急性腹痛。

③ 妊娠呕吐:出现时间一般较正常妊娠早,症状严重且持续时间长。发生严重呕吐而未及时纠正时,可导致水、电解质紊乱。

④ 子宫异常增大、变软:半数以上的患者,子宫体积大于停经月份,质地变软,子宫孕5个月大小时尚不能触及胎体,不能听到胎心音,无胎动。

⑤ 卵巢黄素化囊肿:由于大量绒毛膜促性腺激素(HCG)刺激卵巢卵泡内膜细胞发生黄素化而形成的囊肿,称卵巢黄素化囊肿。常为双侧性,但也可单侧出现,大小不等,最小的仅在光镜下可见,最大的直径达20厘米以上。由于子宫异常增大,一般在葡萄胎排空前较难通过妇科检查发

专家细说
女性常见病

现，多由B超检查做出诊断。

⑥ 妊娠期高血压疾病征象：多发生于子宫异常增大者，出现时间较正常妊娠早，可在妊娠20周前出现高血压、蛋白尿和水肿，而且症状严重，容易发展为子痫前期，但子痫罕见。

⑦ 甲状腺功能亢进征象：约7%的患者出现轻度甲状腺功能亢进表现，如心动过速、皮肤潮湿和震颤，但突眼少见。

2）部分性葡萄胎的临床表现　可有完全性葡萄胎的大多数症状，但程度较轻。子宫体积与停经月份多数相符或小于停经月份，一般没有腹痛，妊娠呕吐也较轻，常无妊娠期高血压疾病征象，一般不伴卵巢黄素化囊肿。由于部分性葡萄胎的临床表现有时与不全流产或过期流产相似，所以容易误诊。部分性葡萄胎有时和完全性葡萄胎较难鉴别，所以，部分性葡萄胎通常需要刮宫后经组织学甚至遗传学检查才能确诊。

5. 什么检查可以明确葡萄胎的诊断？

1）绒毛膜促性腺激素（HCG）测定　正常妊娠时，受精卵着床后数日形成滋养细胞并开始分泌HCG，随着孕周的增加，血清HCG滴度逐渐升高，在孕10～12周时达到高峰，以后血清HCG滴度逐渐下降。但患葡萄胎时，滋养细胞高度增生，因而产生大量HCG，血清HCG滴度通常高于相应孕周的正常值，而且在停经12周以后，随着子宫增大HCG滴度持续上升。患葡萄胎时，血清β-HCG在10万单位/升以上，常超过100万单位/升，且持续不降。但也有少数葡萄胎患者，尤其是部分性葡萄胎患者，因绒毛退行性变，血清HCG升高不明显。

2）B超检查　B超检查是诊断葡萄胎的重要辅助检查方法。完全性葡萄胎的主要超声影像学表现是子宫明显大于相应孕周，无妊娠囊和胎心搏动，宫腔内充满不均质密集状或短条状回声，呈"落雪状"，如果水泡较大而形成大小不等的回声区，则呈"蜂窝状"。子宫壁薄，但回声连续，无局灶性透声区。常可测到两侧或一侧卵巢囊肿，多房，囊壁薄，内见部分纤细分隔。如果做彩超，可见子宫动脉血流丰富，但子宫肌层内没有血流或仅有稀疏的"星点状"血流信号。部分性葡萄胎，宫腔内可见由水泡状胎块所引起的超声图像改变及胎儿或羊膜腔，胎儿常合并畸形。

3）多普勒胎心测定　患葡萄胎时，仅能听到子宫血流杂音，没有胎心音。

6. 哪些因素会导致完全性葡萄胎发生局部侵犯和（或）远处转移？

① 血清HCG＞10万单位/升。

② 子宫体积明显大于相应孕周。

③ 卵巢黄素化囊肿直径＞6厘米。

④ 年龄＞40岁。

⑤ 重复葡萄胎。

7. 部分性葡萄胎有无局部侵犯和（或）远处转移的危险？

部分性葡萄胎一般不发生转移。与完全性葡萄胎不同，部分性葡萄胎缺乏明显的临床或病理高危因素。

8. 葡萄胎应与哪些疾病进行鉴别？

1）**先兆流产**　葡萄胎的表现与先兆流产相似。先兆流产有停经、阴道流血及腹痛等症状，妊娠试验阳性。但患葡萄胎时，多数患者子宫的体积大于相应孕周的正常妊娠，HCG水平持续处于高值，B超图像不见胎囊及胎心搏动，而显示葡萄胎的特点。

2）**双胎妊娠**　双胎妊娠时，子宫大于相应孕周的正常单胎妊娠，HCG水平也略高于正常，但无阴道流血。B超检查可以确诊。

3）**羊水过多**　羊水过多一般发生在妊娠晚期。如果发生在妊娠中期，因子宫迅速增大，需要和葡萄胎进行鉴别。羊水过多时没有阴道流血，HCG水平在正常范围。B超检查可以确诊。

9. 葡萄胎应如何治疗？

1）清除宫腔内容物

① 确诊后，首先应仔细做全身检查，注意有无休克、子痫前期、甲状腺功能亢进、水电解质紊乱及贫血等。

② 如果患者情况稳定，应及时清除宫腔内容物。一般选用吸刮术，即使子宫增大至妊娠6个月大小，仍可选用吸刮术。

③ 子宫小于妊娠12周，可以一次刮净；子宫大于妊娠12周或术中感到一次刮净有困难，可在1周后进行第二次刮宫。

2）处理卵巢黄素化囊肿　卵巢黄素化囊肿一般不需要处理。如果发生急性扭转，可在B超或腹腔镜下做穿刺吸液，囊肿多能自然复位。如果扭转时间较长，已发生坏死，则需做患侧附件切除术。

3）预防性化疗　目前，一般认为对具有高危因素和随访有困难的葡萄胎患者，可考虑给予预防性化疗。一般选用甲氨蝶呤、氟尿嘧啶或放线菌素-D单一药物化疗一个疗程。部分性葡萄胎一般不做预防性化疗。

4）切除子宫　对于年龄大于40岁、有高危因素、无生育要求者，可进行全子宫切除术，两侧卵巢应保留。对于子宫小于妊娠14周大小的患者，可直接切除子宫。术后仍需定期随访。

10. 葡萄胎排空后，绒毛膜促性腺激素的消退规律是怎样的？

正常情况下，葡萄胎排空后，血清绒毛膜促性腺激素（HCG）稳定下降，首次降至正常的平均时间约为9周，最长不超过14周。葡萄胎完全排空后3个月HCG持续阳性者为持续性葡萄胎。

11. 葡萄胎治疗后应该如何定期复查？

葡萄胎治疗后应定期复查。复查时应做HCG定量测定。葡萄胎排空后，每周一次，直至降到正常水平。随后的3个月内仍每周一次，此后3个月每2周一次，然后每个月一次持续至少半年。如果第二年没怀孕，可每半年一次，共随访2年。最近国外推荐的HCG随访方法比较简便，在葡萄胎排空后每周一次直至HCG正常后3周，以后每月一次直至HCG正常后6个月。每次复查还应注意月经是否规则，有无异常阴道流血、有无咳嗽、咯血，并做妇科检查，选择一定时间间隔做B超检查，必要时X线胸片检查也可重复进行。葡萄胎治疗后必须严格避孕一年。首选避孕套，也可选择口服避孕药，一般不选用宫内节育器，以免穿孔或混淆子宫出血的原因。

12. 如何预防葡萄胎的发生？

　　孕前均衡饮食，饮食中适当补充维生素A及其前体胡萝卜素，适当进食动物脂肪。避免过度减肥。孕前治疗月经紊乱。选择最佳年龄受孕。

（刘穗玲）

子宫内膜异位症

1. 什么是子宫内膜异位症？

　　子宫内膜异位症是一种常见的妇科疾病。顾名思义，子宫内膜异位症就是本来长在子宫腔内的子宫内膜组织"跑"到了子宫腔以外的地方，因而造成的疾病。

　　子宫内膜异位症既不是炎症，也不是肿瘤，但却具有恶性肿瘤种植、侵袭及远处转移等特点，所以被称为妇科"良性癌"。子宫内膜异位症可以侵犯几乎全身任何部位，但绝大部分发生在盆腔脏器上，如卵巢、宫骶韧带等。据调查，患者中约60%有明显的痛经，约40%出现不孕。子宫内膜异位症严重影响了妇女的健康和生活质量。患上子宫内膜异位症，患者一定要理性对待，积极治疗。

2. 子宫内膜异位症是什么原因造成的？

目前，子宫内膜异位症的病因尚未明确。最早的学说认为是经血逆流，即子宫内膜上皮随经血逆流，经输卵管进入盆腔，种植于卵巢和邻近的盆腔腹膜，并在此继续生长、蔓延，形成盆腔内膜异位症。以下情况可增加经血逆流的风险：a.多次流产、剖腹产手术；b.生殖器官异常（如子宫闭塞、处女膜闭锁，因宫腔、阴道手术导致宫腔粘连、阴道狭窄闭锁等）。还有人认为子宫内膜异位症具有一定的家族聚集倾向，有一定的遗传风险。此外，子宫内膜异位症与环境因素也有一定的关系。

3. 患了子宫内膜异位症会有什么表现？

1）下腹痛和痛经　疼痛是子宫内膜异位症的主要症状。渐进性痛经是其常见而突出的特征，可发生在月经前、月经时及月经后。60%左右的病人有明显的痛经症状。部分患者痛经难以忍受，需要卧床休息或用药止痛，甚至痛得打滚或撞头。疼痛常随着月经周期而加重，随着月经结束而消失。少数患者表现为持续性下腹痛，经期加重。

2）不孕　高达40%的患者存在不孕的问题。在不明原因不孕的患者中，30%～40%患有子宫内膜异位症。子宫内膜异位症造成不孕的原因比较复杂，常因病变造成盆腔肿块、盆腔粘连、输卵管阻塞、卵泡发育不好或排卵障碍等引起。

3）**性交疼痛**　多见于直肠子宫陷凹有异位病灶的患者。性生活时因碰撞或子宫收缩上提而引起疼痛，一般表现为深部性交痛。

4）**月经不调**　15%～30%的患者有月经量过多、经期延长、月经淋漓不尽或经前点滴出血等表现。可能与卵巢实质病变、无排卵、黄体功能不足或合并子宫腺肌病和子宫肌瘤等有关。

5）**周期性直肠刺激症状**　肠道子宫内膜异位的病人可出现腹痛、腹泻、便秘或周期性便血，严重者可因肿块压迫肠腔而出现肠梗阻症状。

6）**周期性泌尿系统症状**　当内膜异位病灶累及膀胱腹膜反折或侵犯膀胱肌层时，会同时出现经期尿急、尿频等症状。如果病变侵犯膀胱黏膜，则有周期性血尿和疼痛。病灶侵犯或压迫输尿管时，可引起输尿管狭窄、阻塞，出现腰痛及血尿，甚至引起肾盂积水和继发性肾萎缩。

4. 如何诊断子宫内膜异位症？

25～45岁的妇女，主诉为继发性渐进性严重痛经，应高度怀疑子宫内膜异位症。同时，患者常伴有不孕、月经过多及性交不适。如果妇科医生在做妇科检查时能够摸到与子宫相连的囊性包块或盆腔内有触痛性结节，可初步诊断为子宫内膜异位症。

B超是诊断卵巢内膜异位囊肿和膀胱、直肠内膜异位的重要方法，可明确囊肿的位置、大小和形状。

子宫内膜异位症患者的CA125水平可能升高。动态监测CA125水平有助于评估治疗效果和预测复发。

腹腔镜检查是目前国际公认的确诊盆腔内膜异位的标准方法。腹腔镜手术不仅可以确诊子宫内膜异位症，还可以治疗子宫内膜异位症。

5. 患了子宫内膜异位症怎么办？

医生会根据患者的年龄、症状、病变部位和范围及生育要求等情况选择适合的治疗方案。

① 症状较轻或者没有症状的轻微病变患者，无须治疗，定期复查即可。

② 腹痛严重的，可适当使用止痛药物（如布洛芬、吲哚美辛等）进行对症治疗。

③ 有生育要求的，应到专业医院经过全面诊断、评估后，选择药物治疗或者保留生育功能的手术。

④ 年轻无生育要求的重度病变患者，可选择保留卵巢功能的手术，同时加用性激素辅助治疗；症状和病变均严重的无生育要求患者，可选择根治手术，即子宫、双附件及盆腔

内所有内膜病灶均切除。

6. 什么药物可以治疗子宫内膜异位症？

对于有慢性盆腔痛、经期痛经症状明显、有生育要求及无卵巢囊肿形成的患者，可采用药物来对抗或抑制卵巢的周期性内分泌功能。目前，临床上常用假孕疗法和假绝经疗法进行治疗。

① 假孕疗法：长期连续服用避孕药或孕激素使月经停止来潮，子宫内膜及异位的子宫内膜在药物作用下发生类似妊娠的反应。用于这种疗法的药物很多。最早使用的是口服避孕药，用法为每日1片，连续使用6～9个月。此外，还可以单用大剂量高效孕激素，造成无周期性的低雌激素状态，造成高孕激素性闭经和内膜蜕膜化形成假孕。常用安宫黄体酮，剂量是避孕剂量的3～4倍，持续6个月。假孕疗法的主要副作用有恶心、呕吐、体重增加、不规则阴道出血等。

② 假绝经疗法：20世纪七八十年代，国外主要使用一种叫达那唑的药物，它是一种雄激素的衍生物，效果较好，但此法的副作用较大，主要表现为恶心、头痛、潮热、乳房缩小、体重增加、性欲减退、多毛、痤疮等。从20世纪80年代起，临床开始广泛使用促性腺激素释放激素激动剂（GnRH-a）来治疗子宫内膜异位症，它能非常强烈地抑制卵巢的功能，使其几乎完全失去作用。这种药物是一种长效缓

释制剂，只需一个月皮下注射一次即可，非常方便。临床常用药物主要有亮丙瑞林、戈舍瑞林等，主要副作用有潮热、阴道干燥、性欲减退等。

7. 子宫内膜异位症什么时候需要手术？

药物治疗后，症状不缓解、局部病变加剧、生育功能未恢复的患者，以及有较大卵巢内膜异位囊肿的患者，需进行手术治疗。腹腔镜手术是首选的手术方式。

8. 治疗子宫内膜异位症有哪些手术方式？

1）**保留生育功能的手术**　切净或者破坏所有可见的内膜异位病灶，分离粘连，保留子宫及卵巢。适用于药物治疗无效，有生育要求的患者。术后复发率约40%，建议术后尽早妊娠或者使用药物减少复发。

2）**保留卵巢功能的手术**　适合严重但无生育要求的45岁以下的子宫内膜异位症患者。切除盆腔内病灶及子宫，保留至少一侧或部分卵巢。术后复发率约5%。

3）**根治性手术**　适合年龄在45岁以上的严重患者。切除子宫、双附件及盆腔内所有内膜异位病灶。术后不用雌激素补充治疗，复发率接近零。

9. 手术前后是否需要药物治疗？

部分严重患者术前要给予3~6个月的药物治疗，使病灶缩小、软化，这有利于缩小手术范围和降低手术难度。对于选择保守手术的患者，术后要给予3~6个月的药物治疗，以减少或推迟复发。

10. 如何预防子宫内膜异位症？

子宫内膜异位症病因不明确，多因素起作用，且其组织学发生机制复杂，因此预防的作用有限。注意以下几点，可能对预防子宫内膜异位症的发生有所帮助：

① 防止经血逆流。及时发现并治疗引起经血潴留的疾病，如先天性生殖道畸形和继发性宫颈粘连、阴道狭窄等。

② 临近月经期，减少或尽量避免妇科手术及相关操作，以免将子宫内膜挤入输卵管，引起腹腔种植。

③ 药物避孕。对于有高发家族史、容易带器妊娠者，可选择使用口服避孕药。口服避孕药可抑制排卵，促使子宫内膜萎缩，降低子宫内膜异位症的发病风险。

（杨晓辉）

子宫腺肌病

1. 什么是子宫腺肌病?

子宫腺肌病是指子宫内膜向肌层良性浸润并在其中弥漫性生长的一种疾病。其特征是在子宫肌层中出现了异位的内膜和腺体，伴有周围肌层细胞的肥大和增生。所以，子宫腺肌病曾有"子宫内子宫内膜异位症"之称，而盆腔内子宫内膜异位症则称为"子宫外子宫内膜异位症"。许多学者认为二者并非同一疾病，其相同之处是二者均受卵巢激素的调节，但与正常子宫内膜相比，位于肌层内的内膜类似基底层子宫内膜，对孕激素缺乏反应，常处于增殖期。

2. 子宫腺肌病长什么样？

得了子宫腺肌病的患者子宫多均匀增大，但很少超过怀孕12周时的子宫大小。子宫内病灶有弥漫型和局限型两种，一般为弥漫性生长，且多累及后壁，所以子宫后壁常比前壁厚。剖开子宫壁，可见其肌层明显增厚且硬，剖面无肌瘤特有的旋涡状结构，仅在肌壁中见到粗厚的肌纤维带和微囊腔，腔中偶可见陈旧血液。少数子宫内膜在子宫肌层中呈局限性生长，形成结节或团块，类似肌壁间肌瘤，称子宫腺肌瘤。

3. 子宫腺肌瘤和子宫肌瘤有什么不同？

子宫肌瘤是子宫体最常见的良性肿瘤，可以发生于子宫任何有平滑肌的部位。子宫肌瘤与子宫肌层界限清楚，两者之间可以形成包膜裂隙，肌瘤易于从肌层中剥出。而子宫腺肌病的周围没有包膜存在，所以与四周的肌层没有明显分界，因而难以将其从肌层中剥出，其手术治疗的难度高于子宫肌瘤。

4. 什么人容易得子宫腺肌病？

近年来，子宫腺肌病的发病率越来越高，已成为妇科常见疾病，因而受到人们的重视。子宫腺肌病的发病原因不清，多见于已婚已产的妇女。患者多在30～50岁，约半数患者同时合并子宫肌瘤，约15%的患者合并子宫内膜异位症。

一般认为，子宫腺肌病和妊娠、流产、诊刮、分娩及慢性炎症有密切关系。此外，动物实验表明，高泌乳素血症可诱发子宫腺肌病，高雌激素水平也可促进子宫腺肌病的发生。

5. 子宫腺肌病有什么症状？

痛经和月经失调是子宫腺肌病的主要症状，少数患者表现为不孕。大约30%的患者没有任何临床症状。

1）**痛经**　30岁以上的妇女出现继发性渐进性加剧的痛经为本病的主要临床特征。由于子宫肌层的子宫内膜异位灶随着月经周期的变化也发生周期性充血、水肿、出血，这些出血被肌层包裹，而肌层扩张受限，具有很大的张力，所以使子宫发生痉挛性收缩而导致严重的痛经。

2）**月经失调**　主要表现为月经量增多，经期延长。月经失调发生的原因：第一，由于肌层内有子宫内膜异位灶，不能使子宫肌层有效地收缩而致月经过多。第二，子宫腺肌病患者一般处于高雌激素状态，常伴子宫内膜增生过长，这也可导致月经过多或经期延长。第三，由于子宫增大，子宫腔面积也相应增大，因此出血量增多。

6. 子宫腺肌病的妇科查体结果有什么特点？

子宫增大，多为均匀性，较硬，一般不超过怀孕12周时的子宫大小，否则可能合并了子宫肌瘤。在月经期，由于病灶充血、水肿及出血，子宫可增大，质地变软，压痛较平时更为明显；月经期后再次检查会发现子宫有所缩小。这种周期性出现的体征改变是诊断本病的重要依据之一。如果合并盆腔子宫内膜异位症，则会有子宫增大、后倾、固定，骶骨韧带增粗，或子宫陷凹处有痛性结节等。

7. 哪些检查手段可以帮助诊断子宫腺肌病？

1）超声检查　超声检查是协助诊断子宫腺肌病最常用的方法，其中，经阴道超声检查比腹部超声检查诊断的准确性更高。子宫肌层内的小囊样回声是最特异的诊断指标。如果不合并子宫肌瘤，经阴道超声检查诊断子宫腺肌病的准确性甚至可以和磁共振检查媲美。

2）磁共振检查　磁共振检查是国内外公认的诊断子宫腺肌病最可靠的非创伤性方法，它在诊断子宫腺肌病的特异性方面优于经阴道超声检查，但价格昂贵，所以一般仅在依靠其他非创伤性诊断方法不能确诊而影响到手术治疗的决策时才用。

3）血清CA125检测　子宫腺肌病患者血清CA125水平明显升高，阳性率达80%，而子宫肌患者CA125的阳性率仅有20%，所以，血清CA125可以作为鉴别子宫腺肌病和子宫肌瘤的一个指标。有研究发现，子宫腺肌病患者的CA125水平和子宫大小呈正相关，子宫越大，CA125水平越高。

4）宫腔镜检查　因为子宫腺肌病患者常有月经异常，所以也可以做宫腔镜检查。宫腔镜下可见子宫腔增大，有时可看见异常腺体开口。宫腔镜检查还可以用于排除子宫内膜病变。

5）腹腔镜检查　腹腔镜检查费用高昂，国内很少用来单纯检查，常在手术治疗时使用。患子宫腺肌病时，镜下可见子宫均匀增大，前后径更为明显，质硬，外观灰白色或暗紫色，有时浆膜面突出紫蓝色结节。

8. 如何治疗子宫腺肌病？

子宫腺肌病的治疗方案应视个人症状、年龄、有无生育要求而定。

1）手术治疗

① 子宫切除术：适用于年龄较大、没有生育要求的女性。这是最主要的治疗方法，也是目前循证医学证实唯一有效的方法，疗效确切、有保障，可以根治痛经和月经过多。可以选择的手术方式有经阴道全子宫切除、腹腔镜下全子宫切除、经腹全子宫切除。如能保证切除全部子宫下段，也可

考虑子宫次全切除术，保留子宫颈部。

② 保守性手术：

a.子宫腺肌病病灶挖除术：适用于年轻、要求保留生育功能女性。子宫腺肌病病灶一般能挖除干净，可以明显改善症状，增加怀孕机会。对局限型子宫腺肌病可以切除大部分病灶，缓解症状。弥漫型子宫腺肌病做大部分切除术后怀孕率较低，但仍有一定的治疗价值。术前使用GnRH-a治疗3个月，能缩小病灶，利于手术。

b.子宫内膜去除术：可用于无生育要求、伴有月经量过多的轻度子宫腺肌病女性。可选宫腔镜下内膜去除术或经热球子宫内膜去除术。但对浸润肌层较深的严重子宫腺肌病，有术后子宫大出血急诊行子宫切除的报道。

c.介入治疗：适用于有手术禁忌症或不接受手术治疗、年轻有生育要求的女性。可使用子宫动脉栓塞疗法，有报道称其术后月经量减少约50%，痛经缓解率达90%以上。但该法还有一些并发症问题尚未解决，远期疗效尚待观察，对日后生育功能的影响还不清楚，临床应用仍未普及，还有待进一步积累经验。

2）药物治疗　药物治疗子宫腺肌病的疗效是暂时的，适用于年轻有生育要求的患者、近绝经期的患者或者不接受手术治疗的患者。常用药物如下：

① 促性腺激素释放激素激动剂（GnRH-a）：GnRH-a对垂体—卵巢轴的抑制作用，可以导致人工绝经，使子宫缩小、症状缓解，但在停药后症状会恢复，子宫重新增大。这

种治疗需要较长时间。理想的用药方法是联用甾体激素的替代疗法。不良反应主要为垂体—卵巢轴功能低下，雌激素水平降低所引起的类似绝经期综合征的表现。潮热、多汗、血管舒缩不稳定、乳房缩小、阴道干燥是常见的反应，占90%左右，一般不影响继续用药。另外，严重雌激素减少（雌二醇<20皮克/毫升）可增加骨中钙的吸收而发生骨质疏松症，其严重程度因人而异，多在停药后恢复。原有偏头痛和抑郁者不宜应用，以免加重原有症状。

② 达那唑：将达那唑制成的栓剂放在子宫内，可使子宫缩小而不干扰排卵。其作用机制可能与达那唑抑制雌激素分泌、直接作用于内膜细胞以及其免疫抑制作用有关。孕妇及患痤疮、肥胖、肝功能不正常、动脉硬化或其他脂代谢异常者不宜应用。

③ 左炔诺孕酮埋植剂及左炔诺孕酮宫内节育器（曼月乐环）：左炔诺孕酮埋植剂可治疗围绝经期子宫腺肌病，治疗后子宫无缩小，但痛经缓解率可达100%。国内外的报道显示，携带曼月乐环治疗子宫腺肌病的月经过多和轻、中度痛经效果很好，但对重度痛经不够有效。

④ 吲哚美辛、萘普生或布洛芬等消炎镇痛：主要是对症治疗。

3）合并不孕的治疗　子宫腺肌病合并不孕处理起来通常比较棘手，目前尚无明确而有效的处理方案，应个体化治疗。

① 如果患者同时还有子宫内膜异位症，可先按子宫内膜

异位症进行治疗。

② 对单纯型弥漫型子宫内膜异位症，可选用GnRH-a治疗3～6个月（停药后有一定的妊娠率）。

③ 对局限型子宫腺肌病，可以考虑手术挖除病灶（术后有一定的妊娠率）。

④ 对药物或（和）手术治疗无效或者年龄较大者，应及时使用助孕技术（如宫腔内人工授精及试管婴儿等）促进妊娠。在试管婴儿胚胎植入前可使用GnRH-a做预处理。

9. 子宫腺肌病患者在饮食方面有什么禁忌？

① 忌吃雌性动物性食物。

② 忌吃含大豆异黄酮丰富的食物，如大豆及其制品，以及小麦、黑米、扁豆、洋葱、苹果、石榴、银杏、葵花子和橙汁等。

③ 忌吃油腻性食物。

④ 不要贪凉。肠胃功能不好的女性，经前和经期应忌食生冷寒凉食品，以免寒凝血瘀而使痛经加重。

⑤ 不要贪酸。酸性食物有固涩收敛的作用，会使血流涩滞，不利于经血的畅行和排出，因此，痛经者应尽量避免在经期食用酸性食物。

⑥ 不要嗜辣。有一部分痛经病人，本来就月经量多，再吃辛辣温热、刺激性强的食品，会加重盆腔充血、炎症，或

造成子宫肌肉过度收缩，而使痛经加重。

10. 子宫腺肌病患者吃什么好？

① 宜吃维生素E含量丰富的食物，如猕猴桃、菠菜、卷心菜、坚果、瘦肉、乳类、蛋类、压榨植物油等。

② 宜吃含有雄激素的食物。

③ 宜吃雄性动物性食物。

11. 如何预防子宫腺肌病？

① 月经期间应避免不必要的妇科检查。

② 月经期间避免做宫腔内手术，包括输卵管通畅试验，一定要在月经干净后3～7天进行。

③ 尽量避免在接近月经期进行妇科手术。

④ 坚持避孕，不做或少做人工流产术。

⑤ 子宫极度后屈，宫颈、阴道狭窄，先天性无阴道（有子宫）等生殖道畸形，宫颈粘连，都可造成经血排出不畅或者不能排出，经血逆流而造成子宫内膜异位症。所以，应积极治疗上述疾病。

⑥ 注意经期卫生，月经期间禁止性生活。

（欧阳婧）

专家细说**女性常见病**

子宫脱垂

1. 什么是子宫脱垂？

子宫脱垂是指子宫从正常位置沿阴道下降，宫颈外口达坐骨棘水平以下，甚至子宫全部脱出阴道口以外。

2. 子宫的正常位置在哪里？子宫正常位置的维持需要靠哪些结构？

子宫的正常位置在盆腔中央、骨盆入口平面以下，前面是膀胱，后面是直肠，下端接阴道，两侧有输卵管和卵巢，子宫颈外口位于坐骨棘水平稍上方。

与子宫位置关系密切的韧带有四对，分别是圆韧带、阔韧带、主韧带和宫骶韧带，前两者能保证子宫的上部处于正常位置，后两者能保证子宫的中部处于正常位置。其中，圆韧带有维持子宫前倾位置的作用；阔韧带能够限制子宫向两侧倾斜；主韧带是固定子宫颈、防止子宫下垂的主要结构；宫骶韧带将子宫颈向后、向上牵引，保持子宫呈前倾位。盆底的肌肉及相关的筋膜能维持子宫的下部处于正常位置。

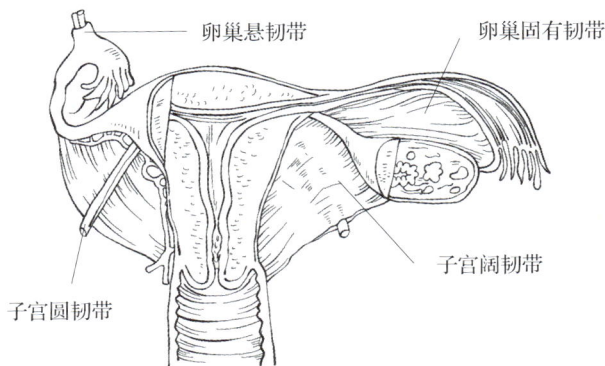

卵巢悬韧带　　　　卵巢固有韧带

子宫阔韧带

子宫圆韧带

维持子宫正常位置的部分韧带

3. 为什么会出现子宫脱垂？

　　子宫的正常位置依靠子宫韧带及盆底肌和筋膜的支托，任何原因引起的盆底组织结构破坏或功能障碍均可导致子宫脱垂。

以下是引起子宫脱垂的常见原因：

① 分娩损伤：分娩时胎头下降导致生殖器官及盆底支持组织扩张，尤其是在难产、滞产、巨大儿、多次阴道分娩或手术产等情况下，各韧带过度延伸、变薄、张力降低甚至断裂，如产褥期不能很好地休息，或过早下地劳动（尤其是重体力劳动），则会使松弛的生殖器官支持组织不能恢复正常，导致子宫脱垂。

② 支持子宫的组织疏松薄弱：绝经后，女性雌激素水平降低，使盆底组织萎缩退化而薄弱，所以容易发生子宫脱垂。

③ 先天性发育异常。

④ 营养不良引起支持子宫的组织薄弱：这部分病人常伴有其他器官的脱垂。

⑤ 腹腔内压力增加：长期慢性咳嗽、便秘、腹水或盆腹腔巨大肿瘤均可引起腹腔内压力增加，作用于子宫使子宫下降。

4. 哪些人容易出现子宫脱垂？

① 凡有上述高危因素者，均较常人容易出现子宫脱垂。

② 经产妇，多胎妊娠者，卫生条件和卫生保健条件较差地区的女性，出现了产伤没有及时处理的女性，也容易出现子宫脱垂。

③ 老年女性。随着年龄增大，女性体内的雌激素水平不断降低，盆底组织的支持力量也不断下降，因而容易出现子

宫脱垂。

④ 对于产妇，特别是产后2个月内的女性，任何增加腹压的因素都容易导致子宫脱垂。

5. 子宫脱垂有什么表现？又有哪些危害？

轻症子宫脱垂病人一般没有什么不适。重症子宫脱垂病人常诉外阴有"肿物"脱出，有些病人在卧床后"肿物"消失，严重者外阴"肿物"一直存在，不能还纳。其实，这个"肿物"就是脱垂的子宫，不能还纳的子宫暴露在外，宫颈和阴道黏膜长期与裤子摩擦，可导致宫颈、阴道壁溃疡，溃疡感染会有脓性分泌物。同时，重度子宫脱垂常伴有直肠和膀胱脱垂，使泌尿道、直肠在解剖关系上发生改变，患者会出现排便、排尿困难，或便秘、遗尿、尿潴留。部分患者可发生压力性尿失禁（指打喷嚏或咳嗽等腹压增高时出现不自主的尿液自尿道外口渗漏），但随着膨出的加重，其压力性尿失禁症状可缓解或消失，取而代之的是排尿困难，甚至需要手来压迫阴道前壁帮助排尿，这些病人还容易并发尿路感染。除此之外，重症子宫脱垂对子宫韧带有牵拉，并可导致盆腔充血，使患者有不同程度的腰骶部酸痛或下坠感，站立过久或劳累后症状明显，卧床休息则症状减轻。子宫脱垂很少影响月经，一般也不影响受孕、妊娠和分娩，但子宫脱垂不能还纳者，临产后可出现宫颈水肿而使宫颈扩张困难导致难产。

6. 子宫脱垂如何治疗？吃药能治好吗？

对于子宫脱垂的病人，在检查时要充分判断其病情的轻重。检查时，患者取膀胱截石位，嘱患者向下屏气或加腹压（咳嗽），判断子宫脱垂的最重程度，并予以分度。同时，应注意患者咳嗽时尿道口有无溢尿，宫颈或阴道壁有无溃疡，以及溃疡的部位、面积、深度及感染情况等。检查子宫大小、宫颈长度、附件有无肿块，还要了解阴道前后壁的脱垂程度、盆底缺陷及会阴旧裂的程度。

我国对子宫脱垂的分度

分度		表现
I 度	轻型	宫颈外口距处女膜缘 < 4 厘米，未达处女膜缘
	重型	宫颈已达处女膜缘，阴道口可见宫颈
II 度	轻型	宫颈脱出阴道口，宫体仍在阴道内
	重型	宫颈及部分宫体脱出阴道口
III 度		宫颈与宫体全部脱出阴道口

对于子宫脱垂的患者，没有药物可以改善其脱垂程度，而且随着病人年龄的增加，子宫脱垂的程度会相应加重，这是由于随着女性体内雌激素水平的下降，其盆底结构及韧带的张力也相应降低所致。

子宫脱垂的治疗可分为非手术治疗和手术治疗两大类。

1）非手术治疗

① 盆底肌肉锻炼和物理疗法：可增加盆底肌肉群的张力。盆底肌肉（肛提肌）锻炼，也称为Kegel锻炼，可用于所有程度子宫脱垂的患者，即使是需要手术治疗的患者也可辅以盆底肌肉锻炼治疗。患者进行收缩肛门运动，用力收缩盆底肌肉3秒钟以上后放松，每次10～15分钟，每天2～3次。辅助生物反馈治疗（利用现代生理科学仪器，通过人体内生理或病理信息的自身反馈，使患者经过特殊训练后，进行有意识的"意念"控制和心理训练，从而消除病理过程、恢复身心健康的新型心理治疗方法）效果优于自身锻炼。

② 改善全身情况：治疗咳嗽、便秘等使腹压增高的慢性疾病；已绝经者应该适量补充雌激素，避免过度疲劳。

③ 放置子宫托：适用于不同程度的子宫脱垂。子宫托是一种支持子宫和阴道壁并使其维持在阴道内而不脱出的工具。子宫托尤其适用于全身状况不适宜手术的患者，以及处于妊娠期或产后的患者。术前放置可促进膨出面溃疡的愈合。子宫托分为支撑型和填充型，前者用于程度稍轻者，后者用于重度患者。使用时局部使用雌激素更有益于佩戴的成功，一般白天佩戴，晚上取出，洗净备用。注意：久置不取可发生子宫托嵌顿，甚至导致尿瘘或粪瘘；有宫颈及阴道壁炎症、生殖道溃疡者和重度脱垂无法还纳者不宜使用；月经期和妊娠期停用；使用后每3个月复查一次。

2）手术治疗　目的是缓解症状，恢复正常的解剖位置和脏器功能，有满意的性功能并能够维持治疗效果。具体应根据患者的年龄、生育要求及全身健康状况，个体化进行。

① 曼氏手术：阴道前后壁修补、主韧带缩短及宫颈部分切除。适用于年龄较轻、宫颈延长的子宫脱垂患者。

② 经阴道子宫全切除及阴道前后壁修补术：适用于年龄较大、无须考虑生育功能的患者，但重度子宫脱垂患者的术后复发率较高。

③ 阴道封闭术：分为阴道半封闭术和阴道全封闭术，适用于子宫颈无恶变、年老不能耐受较大手术者，术后会失去性交功能。

④ 盆底重建手术：通过吊带、网片和缝线将阴道穹隆或宫骶韧带悬吊固定于骶骨前或骶棘韧带等部位。

7. 子宫脱垂能预防吗？

子宫脱垂是可防可控的，本病预防重于治疗。

① 推行计划生育，提高助产技术，提倡产后体操锻炼，产后避免重体力劳动。

② 积极预防和治疗使腹压增高的疾病。

③ 如果没有使用雌激素的禁忌，更年期及绝经期女性应该尽早进行雌激素替代治疗，将由于雌激素水平过低导致子宫脱垂的生理学基础降至最低限度。

（曾　智）

异常子宫出血

1. 什么是异常子宫出血？

异常子宫出血是指与正常月经的周期频率、规律性、经期长度和经期出血量任何一项不符的，源自子宫腔的异常出血。异常子宫出血可由多种疾病导致。

2. 正常的月经是怎样的？

正常子宫出血即为月经。月经周期的规律、频率、经期长度、经期出血量是评价月经是否正常的四要素。我国大多数人的月经周期为24～38天，月经持续时间约为5天，前3天失血较多，每个生理周期平均出血量为30～40毫升。大多数女性的月经周期都可以预测，但是每个月周期略有变化，青春期和围绝经期的月经周期更加不稳定。月经周期包括卵泡期和黄体期。这些时期是由卵巢、下丘脑、垂体和子宫的相互作用进行调节的。

3. 异常子宫出血有哪些表现？

月经评价指标四要素中，任何一项出现异常，并且证实是来源于子宫的出血，均可称为异常子宫出血。患者可同时伴有腹痛、腹胀、阴道流液、腰酸、腰痛等症状，严重者可能引起贫血甚至休克等症状。

异常子宫出血是育龄期妇女常见的妇科问题之一。约1/3的绝经前妇女和70%以上的围绝经期和绝经后妇女因异常子宫出血来医院就诊。

正常子宫出血（月经）与异常子宫出血术语的范围

月经的临床评价指标	术语	范围
周期频率	月经频发	< 24 天
	月经稀发	> 38 天
周期规律性 （近一年周期之间的变化）	规律月经	变化在2～20天
	不规律月经	变化 > 20天
	闭经	≥ 6 个月无月经
经期长度	经期延长	> 8 天
	经期过短	< 4.5 天
经期出血量	月经过多	> 80 毫升
	月经过少	< 5 毫升

4. 引起异常子宫出血的疾病有哪些？

国际妇产科联盟将异常子宫出血的病因分为2大类9个类型，按英语首字母缩写为"PALM-COEIN"，"PALM"存在子宫结构性改变，可采用影像学检查和（或）组织病理学方法明确诊断，而"COEIN"无子宫结构性改变。

"PALM-COEIN"具体包括：子宫内膜息肉（AUB-P）、子宫腺肌病（AUB-A）、子宫平滑肌瘤（AUB-L）、内膜恶变及癌前病变（AUB-M）；全身凝血相关疾病（AUB-C）、排卵障碍（AUB-O）、子宫内膜局部异常（AUB-E）、医源性AUB（AUB-I）、未分类AUB（AUB-N）。AUB-L的肌瘤包括黏膜下（SM）肌瘤和其他部位（O）肌瘤。

5. 出现异常子宫出血，如何进一步诊治？

异常子宫出血应根据病因进行相应的治疗，具体如下：

1）**子宫内膜息肉（AUB-P）** 子宫内膜息肉可单发或多发。子宫内膜息肉在异常子宫出血的原因中占21%。中年后、肥胖、高血压、使用他莫昔芬的妇女容易患此病。临床表现为经间期出血、月经过多、不规则出血、不孕。可经盆腔B超检查发现，最佳检查时间为周期第10天之前；确诊需在宫腔镜下摘除行病理检查。直径＜1厘米的息肉若无症状，恶变率低，可随诊观察。对体积较大、有症状的息肉，推荐宫腔镜下息肉摘除及刮宫，盲目刮宫容易遗漏。对已完成生育或近期不愿生育者，可考虑使用短效口服避孕药或左炔诺孕酮宫内缓释系统（曼月乐），以降低复发风险。对于无生育要求、多次复发者，可行子宫内膜切除术。对恶变风险大者，可考虑子宫切除术。

2）**子宫腺肌病（AUB-A）**　主要表现为月经过多和经期延长，部分患者可有经间期出血、不孕等，多数患者有痛经。需病理检查确诊，临床上可根据典型症状及体征、血清CA125水平增高做出初步诊断。盆腔超声检查可辅助诊断，有条件者可做磁共振检查。治疗方案视患者的年龄、症状、有无生育要求而定，分药物治疗和手术治疗。对症状较轻、不愿手术者，可试用短效口服避孕药、促性腺激素释放激素激动剂（GnRH-a）治疗3～6个月，停药后症状会复发，复发后还可再次用药。近期无生育要求、子宫大于孕8周大小者也可放置曼月乐环。年轻、有生育要求者，可用GnRH-a治疗3～6个月，之后酌情给予辅助生殖技术治疗。无生育要求、症状重、年龄大或药物治疗无效者，可行子宫全切除术。

3）**子宫平滑肌瘤（AUB-L）**　各种类型的子宫平滑肌瘤中，黏膜下肌瘤最可能引起异常子宫出血。子宫肌瘤可无症状，仅在查体时发现，但也常表现为经期延长或月经过多。黏膜下肌瘤引起的异常子宫出血较严重，通常可经盆腔B超、宫腔镜检查发现，可通过术后病理检查确诊。治疗方案根据患者的年龄、症状严重程度，以及肌瘤的大小、数目、位置和有无生育要求而定。异常子宫出血合并黏膜下肌瘤，应选择手术切除肌瘤，以宫腔镜或联合腹腔镜肌瘤剔除术为佳。对以月经过多为主、已完成生育的妇女，可选择短效口服避孕药和曼月乐环来缓解症状；有生育要求的妇女可采用GnRH-a、米非司酮治疗3~6个月，症状改善后自然妊娠或采用辅助生殖技术治疗。对严重影响宫腔形态的子宫肌瘤，可采用宫腔镜、腹腔镜或开腹肌瘤剔除术。但是，治疗后肌瘤仍有较高的复发率。

4）内膜恶变及癌前病变（AUB-M） 内膜恶变及癌前病变是导致异常子宫出血的少见而严重的疾病。患者往往患有多囊卵巢综合征、肥胖或使用他莫昔芬，有些患者黄体功能不足，临床主要表现为不规则子宫出血，可与月经稀发交替发生，常有不孕。需做子宫内膜活组织病理检查来确诊。对于年龄>45岁，长期不规则子宫出血，有子宫内膜癌高危因素（如高血压、肥胖、糖尿病等），B超提示子宫内膜过度增厚、回声不均匀，药物治疗效果不显著者，应行诊刮并行病理检查，有条件者首选宫腔镜直视下活检。应根据内膜病变轻重、患者的年龄及有无生育要求选择不同的治疗方案。年龄>40岁、无生育要求的患者，建议行子宫切除术。年轻、有生育要求的患者，经全面评估和充分咨询后，可采用全周期连续高效合成孕激素行子宫内膜萎缩治疗，3~6个月后行诊刮加吸宫（以达到全面取材的目的）；如内膜病变未逆转，应继续增加剂量，3~6个月后再复查；如果子宫内膜不典型增生消失，则停用孕激素后积极给予辅助生殖技术治疗；如果药物治疗失败，应及时按子宫内膜癌进行治疗。

5）全身凝血相关疾病（AUB-C）　包括再生障碍性贫血、各类白血病、各种凝血因子异常、各种原因造成的血小板减少等全身性凝血机制异常。除表现为月经过多外，也可有经间期出血和经期延长等表现。有些育龄期妇女由于血栓性疾病、肾透析或放置心脏支架后必须终身进行抗凝治疗，因而导致月经过多。询问病史，存在以下3项中任何一项者提示可能存在凝血异常，应咨询血液病专家：a.初潮起月经过多；b.既往有产后、外科手术后或牙科操作相关的出血；c.下述症状中具备2条或2条以上：每月1~2次瘀伤、每月1~2次鼻出血、经常牙龈出血、有出血倾向家族史。治疗应与血液科和其他相关科室医生共同协商，原则上应以血液科治疗措施为主，妇科协助控制月经出血。

6）排卵障碍（AUB-O）　排卵障碍包括稀发排卵、无排卵及黄体功能不足，主要由下丘脑—垂体—卵巢轴功能异常引起，常见于青春期、绝经过渡期。常表现为不规律的月经，经量、经期长度、周期频率、规律性均可异常，有时会引起大出血和重度贫血。诊断无排卵最常用的手段是基础体温测定（BBT）、估计下次月经前5~9天（相当于黄体中期）血孕酮水平测定。治疗原则是出血期止血并纠正贫血，血止后调整周期，预防子宫内膜增生和异常子宫出血复发，有生育要求者进行促排卵治疗。止血的方法包括孕激素子宫内膜脱落法、大剂量雌激素内膜修复法、短效口服避孕药或高效合成孕激素内膜萎缩法和诊刮。促排卵治疗适用于无排卵而有生育要求的患者，可同时纠正异常子宫出血，具体方法取决于无排卵的病因。

7）子宫内膜局部异常（AUB-E） 当异常子宫出血发生在有规律且有排卵的周期，特别是经排查未发现其他原因可解释时，可能是子宫内膜局部异常所致。症状如仅是月经过多，可能为调节子宫内膜局部凝血纤溶功能的机制异常；如仅表现为经间期出血或经期延长，可能是子宫内膜修复的分子机制异常。对比类非器质性疾病引起的月经过多，建议先进行药物治疗，推荐的药物治疗顺序为左炔诺孕酮宫内缓释系统（曼月乐）（适合于最近1年以上无生育要求者）→氨甲环酸抗纤溶治疗或非甾体抗炎药（可用于不愿或不能使用性激素治疗或想尽快妊娠者）→短效口服避孕药→孕激素子宫内膜萎缩治疗。对于无生育要求者，可以考虑保守性手术，如子宫内膜切除术。

8）医源性异常子宫出血（AUB-I） AUB-I指使用性激素、放置宫内节育器或可能含有雌激素的中药保健品等因素而引起的异常子宫出血。可能与所用的雌激素、孕激素比例不当有关。避孕药的漏服会引起撤退性出血。放置宫内节育器引起经期延长，可能与局部前列腺素生成过多或纤溶亢进有关，首次应用曼月乐环或皮下埋置剂的妇女6个月内常会发生。使用利福平、抗惊厥药及抗生素等也容易导致异常子宫出血。临床诊断需要通过仔细询问用药史、分析服药与出血时间的关系后确定。必要时应用宫腔镜检查，排除其他病因。

9）未分类的异常子宫出血（AUB-N）　个别异常子宫出血可能与其他罕见的因素有关，如动静脉畸形、剖宫产术后子宫瘢痕缺损、子宫肌层肥大等，但目前尚缺乏完善的检查手段作为诊断依据，患者也可能存在某些尚未阐明的因素。动静脉畸形所致的异常子宫出血可由先天性因素或后天性因素（子宫创伤、剖宫产等）引起，多表现为突然出现的大量子宫出血。诊断首选经阴道超声检查，子宫血管造影检查可确诊。治疗上，有生育要求的患者，出血量不多时可采用口服避孕药或期待疗法；出血严重的患者，首先要维持生命体征平稳，尽早采用选择性子宫动脉血管栓塞术（但有报道称术后妊娠率较低）；无生育要求者，可采用子宫切除术；剖宫产术后子宫瘢痕缺损所致异常子宫出血的手术治疗包括宫腔镜下、腹腔镜下、开腹或经阴道行剖宫产子宫切口憩室及周围瘢痕切除和修补术。

6. 异常子宫出血可以选择药物治疗而不做手术吗？

药物治疗能有效控制大多数非结构异常导致的异常子宫

出血。药物治疗包括激素治疗和非激素治疗，应根据各种治疗的副作用和禁忌症为患者量身定制。激素治疗可减少多数患者的出血。非激素治疗，如使用非甾体抗炎药和抗纤维蛋白溶解药，也同样有效，可以和激素治疗联合使用，或代替激素治疗。结构异常导致的异常子宫出血患者也可以从药物治疗中获益，但是对于其结构异常（如息肉、肌瘤、子宫内膜异位症）可能需要手术治疗。生育后的妇女可以通过子宫内膜消融术和子宫切除术进行治疗。

7. 如何预防异常子宫出血？

精神过度紧张、环境和气候的改变、营养不良或代谢紊乱等因素都可能影响下丘脑—垂体—卵巢轴的功能，造成异常子宫出血。因此，在日常生活中，应避免精神过度紧张，注意调整生活方式，维护身心健康。

（张　旭）

多囊卵巢综合征

1. 什么是多囊卵巢综合征？

多囊卵巢综合征是一种以高雄激素血症、排卵障碍以及多囊卵巢为特征的病变。至今，多囊卵巢综合征的定义和诊断标准尚未被广泛接受。

2. 多囊卵巢与多囊卵巢综合征是一回事吗？

多囊卵巢是B超下可见一侧或双侧卵巢中直径2～9毫米的卵泡≥12个和（或）卵巢体积≥10立方厘米。而多囊卵巢综合征是一种以高雄激素血症、排卵障碍以及多囊卵巢为特征的病变。多囊卵巢综合征可以包含多囊卵巢，而多囊卵巢只是多囊卵巢综合征的一种表现。

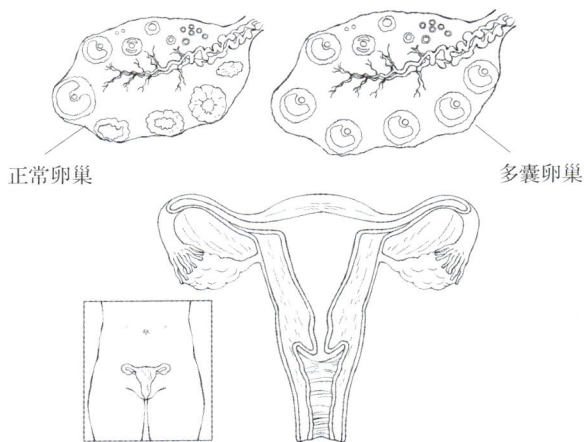

正常卵巢　　　　　　　　　　多囊卵巢

正常卵巢与多囊卵巢

3. **什么人容易得多囊卵巢综合征？**

一般认为，多囊卵巢综合征在青春期及育龄期妇女中发生率较高，为5%～10%，在无排卵不孕妇女中的发生率约为75%，在多毛妇女中的发生率可高达85%以上。

4. **多囊卵巢综合征的病因是什么？**

多囊卵巢综合征的病因至今尚不十分清楚，其发病相关因素仍以胰岛素抵抗为主，其他的还有遗传因素和非遗传因素。

1）胰岛素抵抗和高胰岛素血症　胰岛素可以促进器官、组织和细胞吸收和利用葡萄糖，当这项功能减退时，为维持正常的血糖水平，机体需代偿性地分泌更多的胰岛素，从而形成高胰岛素血症。而高胰岛素血症可以促进肾上腺和卵巢产生雄激素，从而导致高雄激素血症。

2）遗传因素　部分多囊卵巢综合征患者存在明显的家族聚集性，但临床上患多囊卵巢综合征的单卵双胎的同胞不一定患病。所以，多囊卵巢综合征的发病可能与遗传因素和必要的环境因素共同作用有关。

5. 多囊卵巢综合征是怎样发病的？

多囊卵巢综合征的发病机制非常复杂。现在已经认识到的多囊卵巢综合征是涉及内分泌、代谢和遗传等许多因素的内分泌与代谢紊乱性疾病。不同患者的病理生理特征差异较大。

1）胰岛素抵抗　是指外周组织对胰岛素的敏感性降低，使胰岛素的生物效能低于正常。机体代偿性升高胰岛素水平形成高胰岛素血症。高水平的胰岛素可促进肾上腺和卵巢产生雄激素，导致高雄激素血症。

2）下丘脑—垂体—卵巢轴功能紊乱　多囊卵巢综合征患者的雄激素过多，可导致下丘脑—垂体—卵巢轴功能紊乱，使卵泡发育到一定程度即停滞，导致多囊卵巢形成，并出现多囊卵巢综合征的特征性内分泌改变。

6. 多囊卵巢综合征的临床表现是什么？

多囊卵巢综合征常发病于青春期、生育期，以无排卵、不孕、肥胖和多毛等典型临床表现为主，中老年患者则会出现因长期的代谢障碍导致的高血压、糖尿病、心血管疾病等。

1）**月经失调**　患者的初潮年龄多为正常，但常在初潮后即出现月经失调，主要表现为月经稀发（月经周期逐渐延长）、经量少或闭经（没有月经来潮）。少数患者表现为月经过多或不规则出血。

2）**不孕**　患者因持续的无排卵状态而导致不孕。异常的激素环境可影响卵子的质量、子宫内膜的容受性甚至胚胎的早期发育，所以即使妊娠也容易发生流产。

3）**男性化表现**　在高雄激素的影响下，女性患者呈现不同程度的多毛。以性毛（阴毛和腋毛）浓密为主，尤其是阴毛，分布呈男性型，甚至下延及肛门、上及腹部。毛发也可分布于口唇周围、下颌、乳周和大腿根部等处。另外，还可出现痤疮，且伴有皮肤粗糙、毛孔粗大，具有症状重、持续时间长、顽固难愈、治疗反应差的特点。

4）**肥胖**　40%～60%的患者体重指数（BMI）≥25。不但腹壁出现脂肪堆积，而且腹腔内脏器官也出现脂肪堆积。后者的危害更大，更容易导致代谢异常、心血管疾病等远期合并症。

5）**黑棘皮征**　患者可出现局部皮肤或大或小的天鹅绒样片状角化过度、呈灰棕色的病变，常分布在颈后、腋下、外阴、腹股沟等皮肤皱褶处。

6）**卵巢增大**　B超检查可见一侧或双侧卵巢中直径2～9毫米的卵泡≥12个和（或）卵巢体积≥10立方厘米。

7）**远期并发症**　内分泌的紊乱可导致肿瘤（子宫内膜癌和乳腺癌的发病风险增加）、心血管疾病（冠心病、高血压等）、糖尿病（易发展为隐性糖尿病或糖尿病）。

7. 目前的多囊卵巢综合征诊断标准是什么？

目前，国内的多囊卵巢综合征诊断标准为：

① 稀发排卵或无排卵（临床表现为闭经、月经稀发、初潮2～3年不能建立规律月经以及基础体温呈现单相；有时，月经规律者却并非有排卵性月经）。

② 高雄激素的临床表现和（或）高雄激素血症（临床表现为多毛和痤疮）。

③ 卵巢多囊样改变［B超检查可见一侧或双侧卵巢直径2～9毫米的卵泡≥12个和（或）卵巢体积≥10立方厘米］。

符合上述3项中的任何2项，即可诊断为多囊卵巢综合征。

8. 多囊卵巢综合征的检查手段有哪些？

1）体格检查 测量血压，确定体重指数、腰围，了解有无高血压和肥胖。

2）实验室检查 了解是否存在高雄激素血症、代谢综合征以及下丘脑性闭经。

① 总睾酮、生物活性睾酮或游离睾酮、性激素结合蛋白检测：多囊卵巢综合征患者血清睾酮水平升高，性激素结合蛋白水平下降。

② 促甲状腺激素（TSH）、催乳素（PRL）、17-羟孕酮测定：以排除甲状腺功能异常和高泌乳素血症引起的高雄激素血症。

③ 口服葡萄糖耐量试验：了解有无糖耐量异常。

④ 空腹血脂、脂蛋白测定：了解有无血脂异常。

⑤ 促性腺激素测定（于月经来潮的第2～5天进行）：约60%的患者促黄体生成素（LH）升高，LH/FSH≥2（FSH为卵泡刺激素）。如果LH/FSH≥3，更有助于诊断。约95%的患者LH/FSH升高。

⑥ 空腹胰岛素水平测定：年轻患者、接受促排卵治疗的患者以及具有胰岛素抵抗或高雄激素血症临床特征的患者，应接受空腹胰岛素检查。

3）B超检查 卵巢多囊样改变为一侧或双侧卵巢中直径

2～9毫米的卵泡≥12个，卵巢体积≥10立方厘米（一侧卵巢有上述改变也可诊断）。经阴道超声检查较为准确。宜选择在卵泡早期或无优势卵泡状态下做超声检查（一般选择在月经干净3天左右进行检查）。

4）**其他检查**　如基础体温测定等。基础体温测定可判断有无排卵。基础体温的测定方法是人体在较长时间（6～8个小时）的睡眠后，尚未进行任何活动之前测定体温。此时的体温通常是人体一昼夜中的最低体温。

9. 如何治疗多囊卵巢综合征？

多囊卵巢综合征的治疗主要为调整月经周期、治疗高雄激素血症与胰岛素抵抗，以及对有生育要求者的促排卵治疗。无论患者有没有生育要求，均应进行生活方式干预，包括调整饮食、增加锻炼、戒烟酒等。

1）**调整月经周期**　可采用口服避孕药和孕激素后半周期疗法。

①口服避孕药：口服避孕药能很好地控制月经周期，尤其适用于有避孕需求的生育期患者。应注意口服避孕药的潜在风险，有血栓性疾病、心脑血管疾病高危因素者及40岁以上吸烟的女性不宜使用。多囊卵巢综合征患者常有糖、脂代谢紊乱，用药期间应监测血糖、血脂的变化。

②孕激素后半周期疗法：适用于无严重高雄激素症状和

代谢紊乱者。在月经周期后半期（月经第16～25天）口服地屈孕酮片（达芙通），10毫克/天，每天2次，共10天；或微粒化孕酮，200～300毫克/天，共5～7天；或醋酸甲羟孕酮（安宫黄体酮），10毫克/天，连用10天；或肌注黄体酮，20毫克/天，共5天。

2）多毛、痤疮及高雄激素血症的治疗 可采用短效口服避孕药，首选复方醋酸环丙孕酮（达英-35）。

① 达英-35：该药含有醋酸环丙孕酮和乙炔雌二醇。乙炔雌二醇可以升高性激素结合蛋白，以降低游离睾酮水平；醋酸环丙孕酮可减少雄激素合成，并在靶器官与雄激素竞争结合受体，阻断雄激素的外周作用，并能通过抑制下丘脑—垂体的促黄体生成素（LH）分泌而抑制卵泡膜细胞的雄激素生成。一般于月经第5天开始口服，每日1次，每次1片，连续服用21天。痤疮治疗需用药3个月，多毛治疗需用药6个月，但停药后高雄激素症状将恢复。

② 螺内酯：螺内酯是一种醛固酮类似物，它同时对细胞色素P450酶系统具有一定作用。其对酶抑制作用的有效性与醋酸环丙孕酮相似，所以两种药物治疗的效果也相似。螺内酯还有对抗雄激素的作用。

③ 促性腺激素释放激素激动剂（GnRH-a）：GnRH-a可以持续刺激垂体，占据GnRH受体，对垂体起到降调节作用，并通过破坏信号传导的钙离子通道，抑制卵巢来源的雄激素，使促黄体生成素（LH）和睾酮（T）下降。治疗剂量是

0.5～1毫克/天，持续6个月。缺点是费用高，可出现低雌激素症状及骨质疏松等不良反应，常与口服避孕药联合应用。

④ 酮康唑：可与细胞色素P450酶系统的特定部位结合，主要作用机制是抑制睾丸、卵巢、肾上腺和肝脏的羟化酶—裂解酶系统，进而抑制类固醇的合成。与应用醋酸环丙孕酮相比，应用酮康唑治疗时游离睾酮、雌二醇的水平更低。酮康唑可以有效降低血清中的雄激素水平，治疗多毛。

⑤ 糖皮质激素：用于治疗肾上腺合成雄激素过多的高雄激素血症，以地塞米松及泼尼松的疗效较好。一般用法为地塞米松0.5～0.75毫克/天，泼尼松5～7.5毫克/天，睡前服用。长期应用要注意下丘脑—垂体—肾上腺轴抑制的可能性，临床上应用不多。

3）胰岛素抵抗的治疗　适用于肥胖或有胰岛素抵抗的患者，可采用二甲双胍治疗。二甲双胍可增强周围组织对葡萄糖的摄入、抑制肝糖产生并在受体后水平增强机体对胰岛素的敏感性，减少餐后胰岛素分泌，改善胰岛素抵抗，可预防代谢综合征的发生。用法：500毫克，每天2～3次，3～6个月后复诊，了解月经和排卵恢复情况、有无不良反应，复查血胰岛素。如果没有月经，需加用孕激素调整月经。二甲双胍最常见的副作用是胃肠道反应，餐中用药可使之减轻。初期可250毫克/次，每天2～3次，2～3周后可根据病情调整用量。严重副作用是可能发生肾功能损害和乳酸性酸中毒，需定期复查肾功能。

4）促排卵治疗　适用于有生育要求的患者。首选氯米芬

（克罗米芬）。如果无效，可采用促性腺激素、腹腔镜下卵巢打孔术以及体外受精－胚胎移植。

① 氯米芬：氯米芬有弱的抗雌激素作用，可与下丘脑和垂体的内源性雌激素受体相竞争，解除对垂体分泌促性腺激素的抑制，促进卵泡刺激素（FSH）和促黄体生成素（LH）的分泌，从而诱发排卵。但是，氯米芬会影响宫颈黏液，使精子不易生存与穿越；还会影响输卵管蠕动和子宫内膜发育，不利于胚胎着床。应用氯米芬时，可于近排卵期适量加用戊酸雌二醇等天然雌激素，以减少其抗雌激素作用对子宫内膜及宫颈黏液的不良影响。用法：自然或人工诱发月经周期的第5天起，50～150毫克/天，共5天。如能应用B超监测卵泡发育，则更能确定是否排卵及卵泡发育情况。卵泡直径达18～20毫米时，可肌注绒毛膜促性腺激素5000～10000单位，以诱发排卵。

② 促性腺激素：尿促性素，每支含FSH、LH各75单位。常规用法：自然月经来潮或人工诱发月经周期的第5天，每天肌注尿促性素1支，根据B超监测的卵泡发育情况增减用量，优势卵泡直径达18毫米时，肌注绒毛膜促性腺激素5000～10000单位，以诱发排卵。如果有3个卵泡同时发育，应停用绒毛膜促性腺激素，以避免卵巢过度刺激综合征的发生。尿促性素也可和氯米芬联合应用，以促进卵泡发育。

③ 来曲唑：主要作用机制是抑制芳香化酶，进而抑制雌激素合成的限速过程。此药半衰期短、卵巢高反应和卵巢过

度刺激综合征发生率低。来曲唑可以单独应用，也可与FSH联合应用。不良反应包括胃肠道反应、疲劳、潮热、头痛和背痛。目前，来曲唑多用于氯米芬抵抗的患者，多于月经周期开始后或人工诱发月经周期的第3～7天（共5天）应用，剂量为2.5～5.0毫克/天，之后B超监测排卵情况（同氯米芬）。

④ 促性腺激素释放激素激动剂（GnRH-a）：GnRH-a可以持续刺激垂体，占据GnRH受体，对垂体起到降调节作用，并通过破坏钙离子通道，降低LH水平，防止LH峰过早出现，因此能提高受精率和妊娠率。另外，由于其药物去势作用可降低多囊卵巢综合征患者的高雌激素水平，使子宫内膜维持正常生理状态，所以有利于受精卵种植，这也会提高妊娠率。GnRH-a的主要不良反应是可出现少许不规则阴道流血、阴道干燥等，不良反应多较轻，停用后多可自然缓解。

⑤ 腹腔镜下卵巢打孔术：主要用于体重指数≤34，LH＞10百万国际单位/毫升，游离睾酮高，以及氯米芬和常规促排卵治疗无效的患者。许多妊娠发生在腹腔镜手术后1～6个月。腹腔镜下卵巢打孔术的作用机制是破坏产生雄激素的卵巢间质，间接调节垂体—卵巢轴，使血清LH及睾酮水平下降，增加妊娠机会，并可降低流产的风险。其主要合并症有盆腔粘连，偶有卵巢萎缩。

⑥ 体外受精—胚胎移植：难治性多囊卵巢综合征患者（应用促排卵治疗6个周期无排卵者或有排卵但未妊娠者）可采用体外受精—胚胎移植的方法助孕。

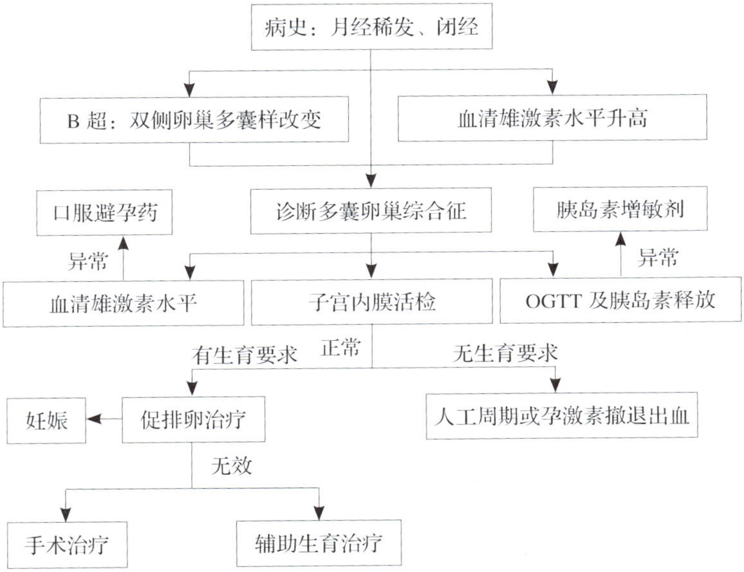
病史：月经稀发、闭经
B超：双侧卵巢多囊样改变
血清雄激素水平升高
口服避孕药
诊断多囊卵巢综合征
胰岛素增敏剂
异常
异常
血清雄激素水平
子宫内膜活检
OGTT及胰岛素释放
有生育要求
正常
无生育要求
妊娠
促排卵治疗
人工周期或孕激素撤退出血
无效
手术治疗
辅助生育治疗

多囊卵巢综合征的诊疗流程

10. 多囊卵巢综合征的家庭养护要点有哪些？

① 肥胖的患者（体重指数>24）应以有效而健康的方式减重。

② 优化饮食：饮食调整是多囊卵巢综合征重要的辅助治疗手段。除总热量外，对于达到标准体重或原本不胖的患者，选择食物时应谨慎。为应对因控制饮食而造成的吸收不足，可视情况每天补充500～1500毫克的钙和400毫克叶酸。每天的饮水量应达到2000毫升（约8杯）。为避免血脂异常，

应少吃含饱和脂肪酸与氢化脂肪酸的食品，如肥肉、各种家畜及家畜的皮、奶油、人工奶油、全脂奶、油炸食物、中西式糕饼。

　　总之，多囊卵巢综合征患者的饮食宜低碳水化合物、低脂肪。从事日常工作或进行规律锻炼或参加减肥训练，可能有益于长期身体健康、排卵和妊娠。另外，还应戒烟、戒酒。其他治疗方法不能代替合理的家庭养护。

（李文薇）

围绝经期综合征

1. 什么是围绝经期综合征？

围绝经期综合征，就是人们常说的更年期综合征，是指女性绝经前后由于性激素水平波动而产生的一系列躯体和（或）精神心理症状。围绝经期综合征多发生在45～55岁，一般在月经紊乱时开始出现，持续到绝经后2～3年，少数人可持续到绝经后5～10年。

2. 围绝经期综合征有哪些症状？

1）月经紊乱　月经紊乱是围绝经期综合征的常见症状，主要表现为月经周期不规律，可伴有经期延长、经量增多或减少。

2）**潮热** 患者反复出现短暂的面部、颈部、胸部皮肤发红、骤热，继而出汗，一般持续1~3分钟。症状轻者数日发作一次，重者每日发作十余次甚至更多。该症状可持续1~2年，有时可达5年或更长。

3）**神经失调** 表现为心悸、胸闷、头晕、头痛、失眠、耳鸣等。

4）**精神症状** 常表现为注意力不集中、记忆力减退及情绪波动大，如激动易怒、焦虑不安、情绪低落、自控力减低、甚至抑郁。

5）**泌尿系统症状** 反复发生尿路感染，尿频、尿急、尿痛。

6）**生殖道症状** 阴道干燥、性交困难、反复阴道感染。

7）**骨质疏松** 据统计，50岁以上的女性有超过一半的人会出现绝经后骨质疏松。骨质疏松高发于绝经后5~10年。

8）**阿尔茨海默病** 俗称老年痴呆。资料显示，绝经后期女性较老年男性患阿尔茨海默病的风险高。

9）**心脑血管疾病** 围绝经期女性动脉硬化、冠心病的发病风险增高。

3. 为什么会发生围绝经期综合征？

一般认为，围绝经期综合征产生的主要原因是卵巢功能衰退，随后伴发下丘脑、垂体功能的退化。雌激素、孕激素主要由卵巢产生，卵巢退化后雌激素、孕激素分泌减少，下丘脑、垂体和卵巢间的功能平衡失调，雌激素对垂体的反馈抑制作用减弱，导致垂体促性腺激素分泌增加，从而影响下丘脑与垂体的调节机制及其他内分泌腺（如甲状腺、肾上腺）与垂体间的平衡，并干扰大脑皮层与自主神经系统的功能，从而产生各种临床表现及代谢紊乱。

围绝经期综合征症状的轻重除与上述内分泌功能状态有关外，还与患者的体质和心理健康状态、环境和精神因素密切相关。

4. 哪些原因会导致围绝经期综合征提前出现？

1）**初潮年龄**　初潮年龄早的人，围绝经期综合征可能会出现得早一些。

2）**月经情况和孕产情况**　既往月经过多、曾用甾体避孕药或多次妊娠者，围绝经期综合征可能提前出现。

3）**生活环境**　生活中的重大事件刺激可以导致提前绝经。

4）**吸烟**　吸烟可以导致提前绝经。

5）**种族**　有报道称，白种女性的绝经年龄一般比有色人种晚。

6）**其他**　如手术切除卵巢等。

5. 如何诊断围绝经期综合征？

1）病史　包括月经史、婚育史、绝经年龄、卵巢和子宫切除史、肿瘤史等。

2）查体　注意有无心血管疾病、肥胖、水肿等情况，妇科检查要注意排查生殖道炎症、肿瘤。

3）辅助检查

① 激素测定：a.促性腺激素释放激素和促性腺激素显著升高。绝经2～3年时FSH及LH达到最高水平，此时的FSH水平约为正常早期卵泡期的13～14倍，LH水平升高约3倍，这种激素高水平可维持5～10年之久，20～30年后低于生育期年龄水平。b.雌激素水平下降。雌激素总量是月经周期的早期卵泡期的一半，是晚期卵泡期的10%。c.垂体泌乳素下降。其下降水平与雌激素下降相平行。但是，使用雌激素治疗围绝经期综合征时可引起血中泌乳素水平升高。

② 血生化：包括血钙、血糖、血脂、肝肾功能等。

③ 影像学检查：重点排查骨质疏松症和恶性肿瘤，包括骨密度测定、骨皮质厚度测定、CT及磁共振检查等。

6. 出现围绝经期综合征怎么办？

1）正确认识更年期　更年期是女性的必经历程，也是自然的生理过程。要平稳度过更年期，首先要了解必要的知识，正确认识围绝经期相关症状。

2）**调整心态** 保持乐观向上的情绪，建立幸福和睦的家庭，消除恐惧、焦虑等消极情绪。

3）**坚持运动，劳逸结合** 加强身体锻炼，增强抵抗力，工作、生活应有规律，保持良好睡眠。

4）**合理膳食** 补充优质蛋白，多吃奶制品、鱼类、豆类、香菇、黑木耳、海产品等；适当补充维生素、微量元素、钙、纤维素等，限制糖、热量、胆固醇、饱和脂肪酸和盐的摄入，维持人体正常代谢。

5）**定期检查身体** 围绝经期女性肿瘤发生率高，应加强体检意识，以达到早期防治肿瘤的目的。

7. 如何治疗围绝经期综合征？

主要采用激素补充疗法。加强心理疏导，使患者了解绝经过渡期的生理过程，并以乐观的心态去适应。必要时可使用适量镇静药以助睡眠。鼓励患者建立健康的生活方式，坚持身体锻炼，健康饮食，增加日晒时间，摄入足量蛋白质及含钙丰富的食物，预防骨质疏松。

激素补充治疗的适应症包括绝经相关症状，如潮热、盗汗、睡眠障碍、情绪波动大、烦躁、焦虑等，以及泌尿生殖道相关症状，如阴道干涩、性交痛、反复发作的生殖泌尿道感染等。禁忌症包括栓塞病史，慢性肝肾功能不全，伴有性激素相关肿瘤（子宫肌瘤、子宫内膜癌、乳腺癌、卵巢癌），严重的高血压、糖尿病，严重的静脉曲张，脑膜瘤等。主要药物为雌激素，可辅以孕激素、雄激素。推荐口服用药，皮下埋植和肌肉注射现已很少应用，阴道内用药一般仅限于老年性阴道炎，且不宜长期应用。

① 雌激素补充疗法：更年期雌激素补充疗法的开展经历了一个漫长的过程。雌激素有导致子宫内膜癌和乳腺癌的风险，所以目前在预防性用药方面争议较大，但在严重的围绝经期综合征的治疗上主张用药的意见还是一致的。对于严重的围绝经期综合征患者，使用小剂量联合持续替代疗法，可以缓解症状、提高生活质量，利大于弊。原则上应从小剂量开始，控制症状后逐渐调整剂量，最后维持于一个最小的剂量。注意：雌激素补充疗法必须在医生的指导下使用，绝不能自己买药服用。

② 孕激素治疗：目前，孕激素治疗围绝经期综合征已显有成效，对雌激素使用有禁忌者、使用雌激素有较大的反应者、使用雌激素效果不佳者、虽未绝经但有更年期症状者，推荐使用孕激素治疗。研究表明，孕激素治疗可明显改善患者的更年期症状。常用的孕激素有甲羟孕酮和甲地孕酮。

③ 雄激素治疗：雄激素可用于月经淋漓不尽或月经过多的患者，因其可减少月经量。另外，对性欲低下者适量使用雄激素可改善性生活质量。注意：雄激素一般不单独使用，

只有在对雌激素使用有禁忌时才考虑使用。

④ 三联激素治疗：是指雌、孕、雄三种激素同时使用，目前相关研究相对较少。

一些非激素类药物有改善症状的作用，可根据病情灵活选择：

① 选择性5-羟色胺再摄取抑制剂：可有效改善心血管症状及精神神经症状。

② 钙剂：可减缓骨质丢失。

③ 维生素D：用于缺乏户外运动的围绝经期综合征患者，与钙剂合用有利于钙的吸收。

④ 谷维素：可调节自主神经功能，改善潮热、手麻、头晕等症状。

中医治疗围绝经期综合征主张辨证施治和对症治疗相结合，常用二仙汤加减、六味地黄丸加减、三黄泻心汤、加味逍遥散、茯苓桂芝胶囊等。中医治疗可改善更年期症状。

8. 围绝经期阴道出血应警惕什么病？

1）肿瘤　围绝经期是妇科肿瘤的高发时期，常见的有子宫肌瘤、子宫内膜癌、宫颈癌、卵巢癌等。

2）生殖道炎症　老年性阴道炎是围绝经期女性阴道出血的常见原因，主要是由于雌激素水平下降使生殖道黏膜萎缩所致。萎缩性子宫内膜炎也可引起少量阴道出血。

3）**创伤**　由于绝经后阴道黏膜萎缩、变薄，轻微摩擦或刺激便可能诱发阴道出血。

4）**血液系统疾病**　一些血液系统疾病，如白血病，可表现为阴道出血。应常规进行血常规检查，必要时进行骨髓穿刺予以排除。

5）**药物副作用**　如性激素替代治疗或服用一些含有雌激素的补品也会引起阴道出血。

围绝经期妇女一旦出现异常阴道出血，一定要及时到医院进行相关检查，如诊断性刮宫、宫腔镜检查、阴道镜检查、宫颈管组织和子宫内膜病理检查、卵巢及垂体相关内分泌检查及影像学检查，寻找出血的部位和原因，尤其应排除恶性病变，以免延误病情、错失治疗机会。即使检查未发现异常，仍要定期进行追踪观察。

（高慧娟）

闭经

1. 什么是闭经？

闭经分为原发性闭经和继发性闭经。所谓原发性闭经，是指年龄＞14岁，第二性征未发育，或者年龄＞16岁，第二性征已发育，月经还未来潮。所谓继发性闭经，是指正常月经周期建立后，月经停止6个月以上，或按自身原有月经周期停止3个周期以上。

2. 闭经分哪几种？

1）按闭经病变部位分类

① 下生殖道及子宫的病变（如下生殖道发育异常、先天性无子宫或子宫内膜功能缺失）导致的闭经。

②卵巢病变（卵巢无功能或功能低下）导致的闭经。

③垂体病变使促性腺激素（Gn）分泌异常引起的闭经。

④中枢神经系统（下丘脑）病变（中枢神经系统和下丘脑功能障碍影响垂体—卵巢轴功能，或先天性疾病或脑发育畸形及肿瘤引起的下丘脑促性腺激素释放激素分泌缺陷）导致的闭经。

⑤甲状腺、肾上腺及胰腺功能异常导致的闭经。

2）按第二性征发育状况分类

① 第二性征存在的原发性闭经：卵巢发育及功能正常，所以有第二性征发育，如苗勒管发育不全综合征、生殖道闭锁、卵巢不敏感综合征、真两性畸形等。

② 第二性征缺乏的原发性闭经：最常见于原发性性腺功能低下，卵巢分泌雌激素功能缺陷，如Turner综合征、单纯性性腺发育不全及罕见的卵巢等。此外，嗅觉缺失综合征和体质性青春期发育延迟也表现为第二性征缺失。

3. 什么原因会引起闭经？

1）下生殖道与子宫性闭经　女性在胚胎发育过程中会形成一对副中肾管，副中肾管是女性生殖道的始基，生殖腺发育为卵巢后，两侧副中肾管头段形成两侧输卵管，两侧副中肾管中段和尾段合并，发育成子宫和阴道上段，最尾端与泌尿生殖窦相连，发育为阴道板，随后阴道板由上向下贯通，形成阴道腔，末段有一层薄膜为处女膜。女性生殖道发育异常会导致下生殖道与子宫性闭经。

① 处女膜闭锁：又称无孔处女膜，较常见，因阴道末端的泌尿生殖窦组织在发育过程中未腔化所致，苗勒管发育正常，因经血不能外流，而逐渐形成阴道、宫腔及输卵管积血，最终可导致盆腔积血。

② 先天性无阴道：因苗勒管不发育或发育不良，或阴道腔化障碍所致。多伴有子宫发育不良或无子宫或仅有始基子宫。卵巢功能一般正常，常合并有泌尿道和脊柱异常。

③ 阴道横隔：阴道横隔是由于两侧副中肾管融合后其尾端与泌尿生殖窦相接处未贯通或部分贯通所致，可分为完全性阴道横隔及不全性阴道横隔。主要是阴道板未腔化所致，可位于阴道的任何部位。阴道上段的横隔常为不全性横隔，阴道下段的横隔常为完全性横隔。完全性横隔因月经血排出障碍，临床表现类似无孔处女膜。

④ 阴道闭锁：由于泌尿生殖窦未形成阴道下段所致，经血积聚在阴道上段。

⑤ 宫颈闭锁：因先天性发育异常和后天宫颈损伤后粘连所致，常引起宫腔和输卵管积血。

⑥ 先天性无子宫：苗勒管未发育或在其早期发育停止，形成先天性无子宫。常合并无阴道，卵巢发育正常，第二性征存在。

⑦ 始基子宫：两侧苗勒管早期发育正常，中期会合后不

久即停止发育，仅留下一个由纤维和肌肉组织形成的细窄条索状结构，多无管腔，常合并先天性无阴道，卵巢发育正常。

⑧ 苗勒管发育不全综合征：也称M–R–K–H综合征，由苗勒管发育停滞于不同的时期或发育不同步所致。常伴有其他中胚层器官的发育缺陷。可表现为先天性无阴道、无子宫、始基子宫及各种类型的子宫畸形，并常伴有泌尿系统发育异常、骨骼畸形等。卵巢发育正常。

⑨ 宫腔粘连：一般发生在反复人工流产术后或刮宫、宫腔感染或放疗后。子宫内膜结核时也可使宫腔粘连变形、缩小，最后形成瘢痕组织而引起闭经。宫腔粘连时可因子宫内膜无反应及子宫内膜破坏双重原因引起闭经。

2）卵巢性闭经

① Turner综合征：由于一条X染色体缺失或变异所致，染色体核型为45,X0。表现为卵巢不发育，第二性征缺失，子宫发育不良。患者具有特征性的面貌、体态。常合并泌尿系统和心血管系统异常。

② 单纯性性腺发育不全：先天性卵巢发育不全，染色体核型为46,XX或46,XY（即Swyer.s综合征）。可能是妊娠早期病毒感染和代谢性影响，使其生殖腺遭到破坏而无法进一步发育所致，或因决定性腺发育的基因失活，导致性腺发育不全。

③ 卵巢抵抗综合征：患者的卵巢对促性腺激素（Gn）不敏感，又称卵巢不敏感综合征。Gn受体突变可能是发病原因之一。卵巢内多数为始基卵泡及初级卵泡，无卵泡发育和排卵。

内源性Gn特别是FSH水平升高。可有女性第二性征发育。

④ 卵巢酶缺乏：包括17α-羟化酶或芳香酶缺乏。患者卵巢内有许多始基卵泡及窦前卵泡，但由于上述酶缺乏，雌激素合成障碍，导致低雌激素血症及FSH反馈性升高。临床多表现为原发性闭经、性征幼稚。

⑤ 卵巢早衰（POF）：指女性40岁前由于卵巢功能减退引发的闭经，伴有雌激素缺乏症状。激素特征为高Gn水平，特别是FSH水平升高，伴雌激素水平下降。本病与遗传因素、病毒感染、自身免疫性疾病、医源性损伤或特发性原因有关。

3）垂体性闭经

① 垂体肿瘤：位于蝶鞍内的腺垂体中各种腺细胞均可发生肿瘤，最常见的是分泌PRL的腺瘤。闭经程度与PRL对下丘脑GnRH分泌的抑制程度有关。

② 空蝶鞍综合征：由于蝶鞍隔先天性发育不全，或肿瘤及手术破坏蝶鞍隔，使充满脑脊液的蛛网膜下腔向垂体窝（蝶鞍）延伸，压迫腺垂体，使下丘脑分泌的GnRH和多巴胺经垂体门脉循环向垂体的转运受阻，从而导致闭经。可伴PRL水平升高和溢乳。

③ 先天性垂体病变：先天性垂体病变包括单一Gn分泌功能低下的疾病和垂体生长激素缺乏症。前者可能是LH或FSH分子α、β亚单位或其受体异常所致，后者则是由于脑垂体前叶生长激素分泌不足所致。

④ Sheehan综合征：产后出血和休克导致腺垂体急性梗死和坏死，可引起腺垂体功能低下，从而出现低血压、畏寒、嗜睡、食欲减退、贫血、消瘦、产后无泌乳、脱发及低Gn性闭经。

4）下丘脑性闭经

① 功能性闭经：此类闭经是因各种应激因素抑制下丘脑GnRH分泌引起的闭经，治疗及时可逆转。

a.应激性闭经：精神打击、环境改变等可引起内源性阿片类物质、多巴胺和促肾上腺皮质激素释放激素水平应激性升高，从而抑制下丘脑GnRH的分泌。

b.运动性闭经：运动员在持续剧烈运动后可出现闭经。运动性闭经与患者的心理、应激反应程度及体脂下降有关。体重减轻10%～15%，或体脂丢失30%，将出现闭经。

c.神经性厌食所致闭经：因过度节食，导致体重急剧下降，最终导致下丘脑多种神经内分泌激素分泌水平的降低，引起垂体前叶多种促激素（包括LH、FSH、ACTH等）分泌水平下降。临床表现为厌食、极度消瘦、低Gn性闭经、皮肤干燥、低体温、低血压、各种血细胞计数及血浆蛋白水平低下，重症者可危及生命。

d.营养相关性闭经：慢性消耗性疾病、肠道疾病、营养不良等导致体重过度降低及消瘦，均可引起闭经。

② 基因缺陷或器质性闭经

a.基因缺陷性闭经：因基因缺陷引起先天性GnRH分泌缺

陷。主要包括伴有嗅觉障碍的Kallmann综合征与不伴有嗅觉障碍的特发性低Gn性闭经。Kallmann综合征是由于染色体Xp22.3的KAL-1基因缺陷所致，特发性低Gn性闭经是由于GnRH受体1基因突变所致。

b.器质性闭经：如下丘脑肿瘤（最常见的为颅咽管瘤）所致的闭经，还有炎症、创伤、化疗等原因导致的闭经。

③ 药物性闭经：长期使用抑制中枢或下丘脑的药物，如抗精神病药物、抗抑郁药物、避孕药、甲氧氯普胺（灭吐灵）、阿片等，可抑制GnRH的分泌而致闭经。一般停药后均可恢复月经。

5）其他原因

① 多囊卵巢综合征：多囊卵巢综合征的基本特征是排卵障碍和高雄激素血症，常伴有卵巢多囊样改变和胰岛素抵抗。多囊卵巢综合征的病因尚未完全明确，目前认为是一种遗传与环境因素相互作用的疾病。临床常表现为月经稀发、闭经及雄激素过多带来的症状，育龄期妇女常伴不孕。

② 分泌雄激素的卵巢肿瘤：主要有卵巢性索间质肿瘤，包括卵巢支持—间质细胞瘤、卵巢卵泡膜细胞瘤等。临床表现为明显的高雄激素血症体征，并呈进行性加重。

③ 卵泡膜细胞增殖症：卵巢间质细胞—卵泡膜细胞增殖产生雄激素，患者可出现男性化体征。

④ 先天性肾上腺皮质增生症：一种或多种激素合成酶缺乏，导致肾上腺皮质和卵巢激素的合成障碍。最常见的为21-

羟化酶缺乏。

⑤ 甲状腺功能低下：幼时发病者称为呆小病，患者具有典型的相貌特征。血清T_3、T_4低下，促甲状腺激素（TSH）明显升高。临床表现多为原发性闭经。甲状腺功能亢进极少导致原发性闭经。

⑥ 1型糖尿病：1型糖尿病患者原发性闭经的发生率比非糖尿病患者高4～6倍。10岁前发病者，初潮较正常女童延迟1～3年。2型糖尿病很少引起原发性闭经。

4. 闭经怎么治疗？

1）**病因治疗**　部分患者祛除病因后可恢复月经。神经、精神应激导致的闭经，应进行有效的心理疏导；低体重、过度节食、消瘦导致的闭经，应调整饮食、加强营养；运动性闭经，应适当减少运动量，降低训练强度；下丘脑肿瘤、垂体肿瘤（不包括分泌PRL的肿瘤）及卵巢肿瘤引起的闭经，应手术切除肿瘤；含Y染色体的高Gn性闭经，应尽快行性腺切除术；因生殖道畸形经血引流障碍而引起的闭经，应手术矫正，使经血流出畅通。

2）**雌激素和（或）孕激素治疗**　青春期性幼稚及成人低雌激素血症所致的闭经，应采用雌激素治疗。用药原则如下：对青春期性幼稚患者，在身高尚未达到预期高度时用药。应从小剂量开始，可用17β–雌二醇或戊酸雌二醇0.5毫克

/天或结合雌激素0.3毫克/天；在身高达到预期高度后，可增加剂量，可用17β-雌二醇或戊酸雌二醇1～2毫克/天或结合雌激素0.625～1.25毫克/天。目的是促进性征进一步发育。待子宫发育后，可根据子宫内膜增殖程度定期加用孕激素或采用雌激素、孕激素序贯周期疗法。成人低雌激素血症闭经者，可先采用17β-雌二醇或戊酸雌二醇1～2毫克/天或结合雌激素0.625毫克/天，以促进和维持全身健康和性征发育，待子宫发育后，同样需根据子宫内膜增殖程度定期加用孕激素或采用雌激素、孕激素序贯周期疗法。青春期女性的序贯周期疗法建议选用天然或接近天然的孕激素，如地屈孕酮和微粒化黄体酮，这有利于生殖轴功能的恢复。有雄激素过多体征的患者，可采用含抗雄激素作用的孕激素配方制剂。对有一定水平内源性雌激素的闭经患者，应定期采用孕激素治疗，使子宫内膜定期脱落。

3）针对疾病病理生理紊乱的内分泌治疗　根据闭经的病因及其病理生理机制，采用有针对性的内分泌药物治疗，以纠正体内紊乱的激素水平，从而达到治疗目的。先天性肾上腺皮质增生者，应采用糖皮质激素长期治疗；有明显高雄激素血症体征的多囊卵巢综合征患者，可采用雌激素、孕激素联合的口服避孕药治疗；合并胰岛素抵抗的多囊卵巢综合征患者，可选用胰岛素增敏剂治疗。上述治疗可使患者恢复月经，部分患者可恢复排卵。

4）诱发排卵　对于低Gn性闭经，在采用雌激素治疗促进生殖器官发育，子宫内膜已获得对雌激素、孕激素的反应后，可采用尿促性素联合人绒毛膜促性腺激素（HCG）治疗，以促进卵泡发育及诱发排卵。由于治疗可能导致卵巢过度刺激综合征（OHSS），所以使用Gn诱发排卵必须由有经验的医生在有B超和激素水平监测的条件下用药。对于FSH和PRL水平正常的闭经，由于患者体内有一定水平的内源性雌激素，所以可首选氯米芬作为促排卵药物。对于FSH水平升高的闭经，由于患者的卵巢功能衰竭，所以不建议采用促排卵药物治疗。

5）**辅助生育治疗**　对于有生育要求，诱发排卵后未成功妊娠，或合并输卵管问题的闭经患者，或因男方因素不孕者，可采用辅助生殖技术治疗。

（丁　杰）

痛经

1. 什么是痛经？

痛经是常见的妇科症状之一，指行经前后或月经期出现下腹部疼痛、坠胀，伴有腰酸或其他不适。据统计，有30%～40%的育龄女性在经期内常有下腹部或腰骶部疼痛等现象。

痛经分为原发性痛经和继发性痛经两类。继发性痛经指的是由某些疾病引发的痛经，常见疾病有子宫内膜异位症、子宫腺肌病、宫颈管狭窄、盆腔炎等。如果能够排除继发性原因，则为原发性痛经。原发性痛经指生殖器官无器质性病变的痛经，占痛经的90%以上。原发性痛经在青春期多见，常在月经初潮后1～2年内发病。疼痛多自月经来潮后开始，最早出现在经前12小时，以行经第一天疼痛最剧烈，持续2～3天后缓解。疼痛常呈痉挛性，位于下腹部耻骨上，可放射到腰骶部和大腿内侧。可伴有恶心、呕吐、腹泻、头晕、乏力、乳房胀痛等症状，严重时面色发白、出冷汗。长期的痛经还可影响心理健康，患者会出现烦躁、易怒、抑郁、思想不集中等。

2. **为什么会痛经？**

1）**子宫内膜合成前列腺素增多**　前列腺素能增强痛觉感受器对致痛物质的敏感性，放大炎性疼痛作用，同时，前列腺素本身也有致痛作用。

2）**子宫不正常收缩**　痛经患者常有子宫不正常收缩，子宫不正常收缩往往导致子宫平滑肌缺血，进而引起子宫平滑肌痉挛性收缩，从而产生痛经的现象。

3）**宫颈管狭窄**　月经外流受阻，从而引起痛经。

4）**子宫发育不良**　子宫发育不良容易合并血液供应异常，造成子宫缺血、缺氧而引起痛经。

5）**子宫位置异常**　子宫极度后屈或前屈，可影响经血通畅而致痛经。

6）**精神、神经因素**　部分妇女对疼痛过分敏感。

7）**遗传因素**　有痛经家族史的妇女痛经发病率比无痛经家族史的妇女痛经发病率高。

8）**内分泌因素**　月经期腹痛与黄体期孕酮升高有关。

3. 痛经，忍一忍就行了吗？

遇到痛经，很多女性都是选择忍，觉得没有必要去医院。殊不知，如果痛经影响到生活了就是疾病，需要积极治疗。而且，有些痛经还可能和器质性病变有关，如果没有及时治疗，不但痛经无法解决，而且可能酿成大祸。因此，无论是什么样的痛经都不可掉以轻心，应及时就诊，积极治疗。

常见的病理性痛经的原因如下：

① 子宫内膜异位症：主要表现为渐进性疼痛，而且疼痛往往比较剧烈，患者多有不孕、性交痛、盆腔慢性疼痛等，B超检查可发现卵巢巧克力囊肿。

② 子宫腺肌病：子宫内膜出现在子宫肌层称为子宫腺肌病。患者多是育龄女性，年轻患者不多见。中年生育期女性，如果痛经继发性加重并伴有月经过多、经期过长、子宫增大等情况，应考虑子宫腺肌病，及时就医。

③ 慢性盆腔炎：慢性盆腔炎是妇科常见的疾病，患者在非月经期也会有小腹隐痛感，在月经期这种痛感会加重，患者往往还伴有发热。

④ 子宫肌瘤：子宫肌瘤也有引起痛经的可能，但是一般都是因为子宫肌瘤合并子宫腺肌病才进而引发痛经的症状。

4. 痛经会导致不孕吗？

子宫内膜异位症是继发性痛经最常见的原因，临床上，半数以上的继发性痛经是子宫内膜异位造成的。子宫内膜异位疼痛的特点是疼痛呈渐进性，一个月比一个月重，疼痛剧烈。

子宫内膜异位症患者的不孕率高达40%。引起不孕的原因比较复杂，最主要的是盆腔粘连。输卵管粘连可使输卵管蠕动减弱，受精卵无法正常运行；输卵管伞端的粘连闭合可导致拾卵障碍；卵巢的粘连可影响卵子的排出。其他如卵巢功能异常、自身免疫排斥、着床障碍与流产等，也是导致子宫内膜异位症患者不孕的重要原因。

5. 痛经需要做哪些检查？

痛经患者需要到妇科做常规的检查以明确痛经类型，及早做出相应的处理。原发性痛经患者妇科检查往往没有异常发现。继发性痛经患者的检查结果与引起痛经的原发病有关，如子宫肌瘤患者有子宫增大，子宫腺肌病患者的子宫均匀增大、呈球形等。

痛经患者常用的辅助检查如下：

① 盆腔B超检查：原发性痛经患者盆腔B超检查无异常。继发性痛经患者盆腔B超检查可发现子宫畸形，子宫均匀增大

或不规则增大、盆腔包块等病变。

②腹腔镜检查：能确定病变的部位与程度，还能确诊子宫内膜异位症，能够鉴别子宫畸形，鉴别盆腔肿块。

③宫腔镜检查：可诊断黏膜下肌瘤、宫腔粘连、宫内节育器嵌顿及内膜息肉、溃疡和炎症等。

④盆腔静脉造影：有助于诊断盆腔静脉瘀血综合征。

6. 日常生活中如何减轻痛经症状？

1）进行规律而适度的体育锻炼　体育运动可以增强体质，提高机体抵抗力，增强腹肌力量，改善机体生理功能，使经期长时间的子宫收缩等不良状况得到明显改善，经血易于排出，宫腔内压力降低，从而使疼痛减轻。体育运动还可以缓解青春期女性的心理压力和精神紧张。

2）养成健康的饮食习惯　调查发现，节食减肥、不经常吃早餐和经期经常吃生冷或辛辣食物者的痛经发病率较高。不良饮食习惯可导致营养素缺乏，机体能量供应不足，可影响内分泌功能。经期吃生冷、辛辣食物可影响局部血液循环，造成子宫平滑肌和子宫血管痉挛性收缩。建议大家不要盲目节食减肥或不吃早餐，经期饮食应以清淡、营养素丰富的食物为主，避免食用生冷食物及辣椒、花椒、生蒜、烈性酒等刺激性食物。

3）避免经期受寒　经期受寒和吃生冷食物一样，可影响子宫血液循环而诱发痛经。建议经期避免冷水洗浴，不穿紧身裤，注意保暖，还可多喝热水或红糖水，在腹部放热水袋或艾灸腹部，这样可促进血液循环，缓解痛经症状。

4）**保证充足的睡眠**　进入青春期后，促性腺激素的分泌出现醒睡周期，促卵泡素和促黄体生成素在睡眠时可明显增加。如果睡眠不足，可干扰内分泌系统，导致月经紊乱，易发生痛经，而痛经又会影响睡眠。

5）**保持心情愉悦**　精神过度紧张会引起内分泌失调、神经系统功能紊乱，而且越是害怕、紧张，对疼痛就越敏感。长期疼痛还会引起精神症状，精神症状反过来又加重疼痛，因此形成恶性循环。对于"精神性痛经"，调节情绪是关键。女性除了要学会正确对待痛经外，在经期多做些分散注意力的事情，保持心情愉悦，对缓解疼痛也很有好处。

7. 痛经怎么治疗？

未婚前痛经，长大后特别是婚后、生育过后，痛经大多会自然消失，可不必治疗。原发性痛经的治疗，主要是对症治疗，以止痛、镇静为主。

1）**一般治疗**　加强心理疏导，消除紧张和顾虑。保证足够的休息和睡眠，进行规律而适度的锻炼，戒烟。疼痛不能忍受时辅以药物治疗。

2）西医治疗

① 前列腺素合成酶抑制剂：常用药物有布洛芬、酮洛芬、甲氯芬那酸、双氯芬酸等。在多中心临床试验中，此类药物可在80%～85%的患者中产生作用，还可减轻腹部痉挛、头痛和肌肉痛等症状。很多人怕吃止痛药，觉得副作用大，会形成依赖性。这是被药物的副作用吓坏了，只盯着不好的一面，而忽略了它的实际帮助。其实，这些止痛药的副作用并不大，常见的是些胃肠道症状，而且通常最多在月经前3天服药，有时候一天就够了，另外，这些药物并不是精神类止痛药，所以并没有药物依赖性的问题。

② 口服避孕药：口服避孕药对于减轻痛经症状很有效，对于希望避孕的痛经患者是一线药物。口服避孕药防治痛经的机制还不清楚，可能与此类药物可以抑制排卵，减少月经出血量，降低前列腺素水平和减少子宫的运动有关。研究显示，口服避孕药控制痛经的有效率为50%～80%。

③ 其他药物：钙通道阻断剂可阻止子宫收缩，使痛经得到很大的缓解，但会出现恶心、头痛、抑郁、心悸等副作用。β-受体阻滞剂可减轻子宫收缩，对缓解痛经有一定的作用，但会产生心悸、颤抖和兴奋等副作用。

④ 手术治疗：严重的顽固性痛经可考虑手术治疗，如经皮电神经刺激或腹腔镜下子宫神经部分切除术等。

3）中药治疗

① 气滞血瘀型：轻者可用中成药逍遥丸、益母草膏，有

血块者可用三七片、云南白药、三七总甙片化瘀止痛。

② 寒凝胞宫型：可以用生姜、红糖熬汤服以祛寒，也可以用艾叶炒热，布包敷小腹。

③ 湿热蕴积型：平时服龙胆泻肝丸、妇乐冲剂。忌食辛热食物。

④ 气血双亏型：可服益母八珍丸、当归养血膏、乌鸡白凤丸。

⑤ 肝肾阴虚型：可服六味地黄丸，火旺者可用知柏地黄丸。忌食辛热香燥、耗阴伤津的食物。多吃甲鱼、黄鳝、肝、肾等血肉有情之品，以及山药、枸杞子、桑葚等食物。

4）中医外治法

① 按摩：病人仰卧于床，先将两手搓热，然后将两手放在少腹部，先由上至下按摩60～100次，再从左至右按摩60～100次，最后转圈按摩60次，以局部皮肤红润为宜，每日早、晚各一次。

② 压耳豆：选用子宫、肾、肝、内分泌、神门等穴。取王不留行子，每穴1粒，用胶布贴于以上各穴，并用拇、食指相对按压，每天3～5次，3～5天更换一次。

（梁常艳）

流产

1. 什么是流产？

妊娠不足28周、胎儿体重不足1千克而终止妊娠者，称为流产。发生在妊娠12周以前的，称为早期流产；发生在妊娠12周以后的，称为晚期流产。流产分为自然流产和人工流产。妊娠第4~20周，12%~15%的临床妊娠发生自然流产，其中80%为早期流产。但实际流产率，包括临床确认的和未确认的（即生化妊娠，怀孕极早期的流产），要高出2~4倍，而且与年龄相关，35岁后略有升高，40岁后急剧升高。人工流产是指因意外妊娠、疾病等原因而采用人工方法终止妊娠，人工流产是避孕失败的补救措施。终止早期妊娠的人工流产方法包括手术流产和药物流产。

2. 为什么会发生自然流产？其病因有哪些？

导致自然流产的因素有很多，包括胚胎因素、母体因素、父亲因素和环境因素。其中，因染色体异常而流产者所占的比例很高。实际上，这也是一种人类自然选择的自我保护措施，优胜劣汰，以保证种群的健康繁衍。

1）**胚胎因素**　胚胎或胎儿染色体异常是早期流产最常见的原因，占50%～60%，在中期流产中约占1/3，在晚期流产中仅占5%。夫妻中如有一人的染色体异常可传至子代，就会导致流产。染色体异常包括数目异常和结构异常。正常人的染色体数目为23对即46条，常染色体22对，分别为1～22号染色体；性染色体2条，即X、Y染色体。染色体数目异常以三体多见，即多一条染色体，总数为47条，常见的有13、16、18、21、22三体，其次为X-单体，即45,X，缺少Y染色体。另外还有三倍体、四倍体，但是较少见。结构异常引起流产并不常见，主要有平衡易位、倒置、缺失、重叠及嵌合体。

2）**母体因素**

① 全身性疾病：如感染弓形虫、单纯疱疹病毒、巨细胞病毒等，以及患慢性消耗性疾病、慢性肝肾疾病、高血压等，均可能导致流产。

② 内分泌异常：甲状腺功能低下、未控制的糖尿病、黄体功能不足、高泌乳素血症、多囊卵巢综合征等均可引起流产。

③ 免疫功能异常：封闭抗体缺乏、风湿免疫性疾病、抗磷脂抗体阳性等可引起流产，甚至复发性流产。

④ 严重营养缺乏。

⑤ 不良习惯：过量吸烟、酗酒、过量饮用咖啡或吸食海洛因等毒品均可引起流产。

⑥ 生殖器官异常：先天性子宫畸形（如子宫发育不良、双子宫、双角子宫、单角子宫、子宫纵隔等）、子宫肿瘤（如子宫黏膜下肌瘤、子宫腺肌病等）、宫腔粘连（如Asherman综合征等），以及宫颈重度裂伤、宫颈部分切除术后、宫颈内口松弛等所致的宫颈机能不全，均可导致流产。

⑦ 强烈应激和情感创伤：手术、直接撞击腹部、性生活过频，以及过度紧张、焦虑、恐惧、忧伤等精神刺激，均可导致流产。

3）父亲因素　有研究证实，精子的染色体异常可以导致自然流产。但临床上精子畸形率异常增高是否与自然流产有关，目前尚无明确的证据。

4）环境因素　过多接触放射线和砷、铅、甲醛、苯、氯丁二烯、氧化乙烯等化学物质，均可引起流产。

3. 自然流产的临床类型有哪些?

1）先兆流产　指妊娠28周前，先出现少量的阴道流血，常为暗红色或血性白带，无妊娠物排出，伴或不伴阵发性下腹痛或腰痛。妇科检查，宫颈口未开，胎膜未破，子宫大小与停经周数相符。经休息及治疗后症状消失，可继续妊娠；如果阴道流血量增多或下腹痛加剧，可发展为难免流产。

2）**难免流产**　指流产不可避免。在先兆流产的基础上，阴道流血量增多，似月经量或超过月经量，阵发性下腹痛加剧，或出现阴道流液。妇科检查，宫颈口已扩张，有时可见胚胎组织堵塞于宫颈口处，子宫大小与停经周数基本相符或略小。

3）**不全流产**　难免流产继续发展，部分妊娠物排出宫腔，还有部分残留于宫腔内或嵌顿于宫颈口处，或胎儿排出后胎盘滞留宫腔或嵌顿于宫颈口，影响子宫收缩，导致阴道出血量多，甚至发生休克。妇科检查，宫颈口已扩张，宫颈口有妊娠物堵塞及持续性血液流出，子宫小于停经周数。

4）**完全流产**　指妊娠物已全部排出，阴道流血明显减少并渐渐停止，腹痛逐渐消失。妇科检查，宫颈口已关闭，子宫接近正常大小。

5）**稽留流产**　又称过期流产，即胚胎停育。指胚胎或胎儿已死亡、滞留宫腔内未能及时自然排出者，胎儿死亡的具体周数往往很难确定。表现为早孕反应消失，有先兆流产症状或无任何症状，子宫不再增大反而缩小。若已至中期妊娠，孕妇腹部不见增大，胎动消失。妇科检查，宫颈口未开，子宫较停经周数小，质地不软，听不到胎心音。

6）**复发性流产**　指同一性伴侣连续发生3次及3次以上的自然流产。复发性流产大多数为早期流产，少数为晚期流产。虽然复发性流产的定义为连续发生3次或3次以上，但大多数专家认为连续发生2次流产即应重视并予评估，因为其再次流产的风险与3次者相近。复发性流产的原因与偶发性流产基本一致，但各种原因所占的比例有所不同，如胚胎染色体异常的发生率随着流产次数的增加而下降。早期复发性流产的常见原因为胚胎染色体异常、免疫功能异常、黄体功能不全、甲状腺功能低下等；晚期复发性流产的常见原因为子宫解剖异常、自身免疫异常、血栓前状态等。

7）流产合并感染　流产过程中，若阴道流血时间长，有组织物残留于宫腔内或非法堕胎，有可能引起宫腔感染，常为厌氧菌混合感染，严重感染可扩展至盆腔、腹腔甚至全身，并发盆腔炎、腹腔炎、败血症及感染性休克。

4. 发生自然流产怎么办?

1）先兆流产　大部分患者经休息后，出血在1周内停止。对早期妊娠的先兆流产主要是判断继续妊娠的可能性。主要的辅助诊断方法包括B超和血β-HCG、孕酮水平的检测。在末次月经后的33～35天，经阴道B超检查可见妊娠囊，而血β-HCG水平在1000单位/升左右。如已见妊娠囊而血β-HCG水平低于1000单位/升，胎儿一般不可能存活。另外，正常妊娠6～8周时，血β-HCG值应以每天66%的速度增长，如果48小时增长速度<66%，提示妊娠预后不良。在异常妊娠

（自然的不完全流产及异位妊娠）中仅1%的患者血孕激素水平可达到25纳克/毫升以上，如果血孕激素水平低于5纳克/毫升，则无论是宫内孕还是宫外孕，妊娠物都是死亡的。血孕激素水平低于10纳克/毫升，提示在先兆流产中83%的胎儿已死亡。因此，如已见孕囊，血β-HCG水平低于1000单位/升，血清孕激素水平低于5纳克/毫升，几乎可以肯定宫内妊娠胎儿已经死亡。

先兆流产患者应卧床休息，严禁性生活，家人要为孕妇营造一个有利于心情稳定、气氛轻松的环境，并给予精神支持，必要时可用对胎儿危害小的镇静剂。黄体功能不全者，可肌内注射黄体酮注射液10～20毫克，每日或隔日1次，口服维生素E保胎治疗；甲状腺功能减退者，可口服小剂量甲状腺素片。治疗2周后，如果阴道流血停止，B超检查提示胚胎存活，可继续妊娠。如果临床症状加重，B超检查发现胚胎发育不良，血β-HCG持续不升或下降，表明流产不可避免，应终止妊娠。

2）**难免流产** B超检查可提示妊娠囊位于宫腔中下段，胚胎可存活或不存活。一旦确诊，应尽早使胚胎及胎盘组织完全排出。早期流产，应及时行清宫术，对妊娠物应仔细检查，必要时送病理检查。晚期流产，子宫较大，出血较多，可用缩宫素促进子宫收缩。当胎儿及胎盘排出后，检查是否完全，必要时刮宫以清除宫腔内残留的妊娠物，同时应给予抗生素预防感染。

3）**不全流产**　妊娠8周以前流产，胎儿与胎盘常常一同被排出，但妊娠10周以后流产，往往胎儿先排出而胎盘有时可全部或部分留于宫腔内或嵌顿于宫颈口，导致不全流产。应对排出的组织详细检查，看胚胎组织是否完整，并做妇科检查以确定是否有组织物嵌顿。一经确诊，应尽快行刮宫术或钳刮术，清除宫腔内残留组织。阴道大量出血伴休克者，应同时输血、输液，并给予抗生素预防感染。

4）**完全流产**　流产后腹痛减轻，阴道流血减少，B超检查证实宫腔内无残留物，若无感染征象，不需要特殊处理。

5）**稽留流产**　如果死亡的妊娠物在宫腔内滞留的时间过长，尤其是中晚期妊娠发生死胎者，可能发生凝血功能障碍，导致弥散性血管内凝血，造成严重出血，孕妇可能出现鼻出血、牙龈出血或因微小的损伤而出血不止。处理前应查血常规及凝血功能，并做好输血准备。如胚胎死亡时间较长，为了提高子宫肌层对缩宫素的敏感性，可口服炔雌醇1毫克，每天2次，连用5天。子宫小于孕12周者，可行刮宫术，术中肌注缩宫素，手术应特别小心，避免子宫穿孔，一次不能刮净，5～7天后再次刮宫。子宫大于孕12周者，可使用米非司酮加米索前列醇，或静脉滴注缩宫素，促使胎儿、胎盘排出。若出现凝血功能障碍，应尽早纠正，待凝血功能好转后再行刮宫。

6）**复发性流产**　其特点是流产往往发生于妊娠同一月份。如果出现2次或2次以上自然流产，夫妻双方需就诊，明确流产的原因。检查项目包括：a.夫妻双方染色体检查；b.子宫输卵管碘油造影及宫腔镜检查（了解宫腔形态，看有无子宫粘连及纵隔）；c.基础体温测定（了解黄体功能情况）；d.性激素、内分泌检查；e.抗精子抗体等不孕抗体检查；f.抗磷脂抗体、狼疮抗凝物检查；g.TORCH检查（TORCH是指一组病原体："T"即刚地弓形虫；"O"即others，如乙型肝炎病毒、人类免疫缺陷病毒、梅毒螺旋体等；"R"即风疹病毒；"C"即巨细胞病毒；"H"即单纯疱疹病毒）；h.男方精液检查等。

① 染色体异常引起者：夫妻双方存在染色体异常，应于孕前进行遗传咨询，确定是否可以妊娠。夫妻一方或双方有染色体结构异常，仍有可能分娩健康婴儿，但其胎儿有可能遗传异常的染色体，必须在孕中期行产前诊断。

② 由子宫病变引起者：存在子宫纵隔者，可在宫腔镜下行纵隔切除术；双子宫，因宫腔小，妊娠时宫腔压力过大而发生重复性流产者，可行子宫整形术；宫腔粘连严重者，需行宫腔镜下粘连松解术，术后可放置宫内节育器或支架，可加用戊酸雌二醇片口服预防再次粘连，2～3个月后复查宫腔镜；黏膜下子宫肌瘤，应在宫腔镜下行摘除术；影响妊娠的肌壁间肌瘤，可考虑剔除术。

③ 由宫颈机能不全引起者：应在孕14～18周行宫颈环扎术，术后定期随诊，提前住院，待分娩发动前拆除缝线。

④ 由黄体功能不全引起者：应肌内注射黄体酮20～40毫

克/天，也可考虑口服黄体酮，或使用黄体酮阴道制剂，用药至孕12周时即可停药。

⑤ 由免疫因素引起者：抗磷脂抗体阳性者，可在确定妊娠后使用小剂量阿司匹林或低分子肝素治疗。如怀疑同种免疫性流产或某些不明原因的复发性流产，可进行淋巴细胞主动免疫或静脉免疫球蛋白治疗（能取得一定成效，但仍有争议）。

7）流产合并感染　各类流产均可发生，但在非法进行的流产中最多见。应做血常规、肝肾功能检查，如果体温超过39℃，应做血培养。妇科检查应注意阴道有无脓性分泌物，分泌物有无臭味，可同时做分泌物培养，还要注意子宫颈是否有组织物嵌顿、子宫及附件的压痛情况及有无包块。感染严重时可有脓肿形成。治疗原则是在控制感染的同时尽快清除宫内残留物。如果阴道流血不多，先使用广谱抗生素2～3天，待感染控制后再行刮宫。如果阴道流血量多，在静脉滴注抗生素及输血的同时，先用卵圆钳将宫腔内残留的大块组织夹出，使出血减少。术后应继续用广谱抗生素，待感染控制后再彻底刮宫。若已合并感染性休克，应积极进行抗休克治疗，病情稳定后再彻底刮宫。如果感染严重或盆腔脓肿形成，应行手术引流，必要时切除子宫。

5. 什么是人工流产？

人工流产是指因意外妊娠、疾病等原因而采用人工方法终止妊娠。人工流产对妇女的生殖健康有一定的影响，做好避孕工作、避免或减少意外妊娠是计划生育工作的真正目的。

6. 终止早期妊娠的人工流产方法有哪些？

人工流产包括手术流产和药物流产。妊娠在10周之内，可采用负压吸引术；妊娠10～14周，可采用钳刮术终止妊娠。药物流产适用于妊娠≤49天、年龄<40岁、有人工流产高危因素的健康妇女。

近年来，临床上手术流产的麻醉方法多采用静脉麻醉，即"无痛人流"，所用的麻醉药为丙泊酚，该药起效快、半衰期短，大大减轻了手术流产的痛苦。

7. 什么是负压吸引术？其适应症和禁忌症各是什么？

利用负压吸引的原理，将妊娠物从宫腔内吸出，称为负压吸引术。

负压吸引术的适应症：妊娠10周以内要求终止妊娠而无禁忌症；患有某种严重疾病不宜继续妊娠。

负压吸引术的禁忌症：

① 生殖道炎症：如阴道炎、急性宫颈炎、急性盆腔炎等未经治疗者。

② 各种疾病的急性期。

③ 全身情况不良，不能承受手术，如严重贫血、心力衰竭、高血压伴有自觉症状等。

④ 术前2次体温在37.5℃以上。

8. 人工流产术前检查有哪些？

① 医生询问病史、月经史、孕产史、以往流产史，是否处于哺乳期，是否为高危妊娠，患者签署知情同意书。

②妇科检查，了解有无生殖器炎症、子宫大小及附件情况。

③ 做B超检查、阴道分泌物检查、心电图检查、血常规检查，如为稽留流产，需做凝血功能检查。

④测量血压、脉搏、体温等。

9. 人工流产术前及术后应注意些什么？

① 如有阴道炎、盆腔炎等，术前应治疗。

② 术前洗净外阴部，避免性生活。

③ 术后观察1～2小时，注意阴道流血及下腹痛情况。

④ 术后口服抗生素及促宫缩药物。

⑤ 术后2～3周复诊。

⑥ 术后禁止性生活和盆浴1个月。

⑦ 术后选择合适的避孕方法，避免重复人流。

10. 手术流产的并发症有哪些？

1）术中出血　妊娠月份大、人工流产次数多、子宫收缩不良、胎盘附着位置低、稽留流产胚胎死亡时间长等，均可导致术中出血量多。可予缩宫素促宫缩治疗，大部分可好转。另外，罕见的宫颈妊娠、子宫瘢痕处妊娠，可出现人流术中大量出血，甚至出血性休克，这种情况子宫出血自行停止的可能性较小，需行子宫动脉栓塞，甚至切除子宫。

2）子宫穿孔　多发生于哺乳期妊娠、子宫过度倾屈妊娠、剖宫产后子宫瘢痕妊娠、反复多次人工流产或两次人工流产间隔很近的妇女。一旦发现子宫穿孔，应立即停止手术。如穿孔小、无邻近脏器损伤、手术已完成，可注射缩宫素保守治疗，并予抗生素预防感染。如宫内组织物未吸净，可在B超引导下避开穿孔处完成手术，或等1周后再次行人工流产。如穿孔大、有内出血或怀疑脏器损伤，应行剖腹探查或腹腔镜检查，根据情况做相应处理。

3）人工流产综合征　指手术时因疼痛或局部刺激，使受术者在术中或术后出现恶心呕吐、心动过缓、心律不齐、面色苍白、头晕、胸闷、大汗淋漓等，严重者甚至出现血压下降、昏厥、抽搐等迷走神经兴奋症状。人工流产综合征的表现常与孕妇紧张、宫颈扩张困难、过高负压等因素有关。发现症状，应立即停止手术，给予吸氧，静脉注射阿托品0.5～1

毫克，一般可恢复。近年来，人工流产大多采用静脉全麻，即无痛人流，人工流产综合征的发生率明显降低。

4）漏吸或空吸　漏吸是指因宫内妊娠进行人工流产，但胚胎组织未能吸出，以致妊娠继续发展或胚胎停止发育，多见于子宫畸形、妊娠月份过小、子宫过度倾屈者。空吸是指误诊宫内妊娠行人工流产术，吸出物中未见绒毛，这种情况需警惕异位妊娠。

5）吸宫不全　指人工流产术后部分妊娠组织残留。表现为术后阴道流血时间长，出血量多，或流血停止后再次大量流血。应行血或尿HCG和B超检查以明确诊断。明确诊断后，需再次刮宫。

6）感染　人工流产手术可导致急性子宫内膜炎、盆腔炎等。术后应预防性应用抗生素，术后1个月内禁止性生活。

7）羊水栓塞　少见，多发生在钳刮术时。

8）宫颈粘连或宫腔粘连　多与吸宫时操作粗暴、宫腔操作次数多，造成宫颈或子宫内膜过度损伤有关。表现为人工流产术后闭经或经量减少，宫颈粘连时可伴周期性下腹痛。宫颈粘连，可行宫颈扩张术，使潴留的经血流出；宫腔粘连严重时，需行宫腔镜下粘连分离术。

9）继发性不孕　人工流产术后如出现盆腔感染，可导致输卵管周围粘连、输卵管通畅障碍。宫腔粘连也是继发性不孕的原因之一。

10）其他并发症　如慢性盆腔炎、月经失调、子宫内膜异位症等。

11. 什么是药物流产？其适应症和禁忌症有哪些？

药物流产是用药物而非手术终止早孕的一种避孕失败的补救措施。目前，临床应用的药物为米非司酮和米索前列醇，前者具有抗孕激素作用，后者具有子宫兴奋和宫颈软化作用。两者配合应用，终止早孕的完全流产率达90%以上。

药物流产的适应症：

① 妊娠≤49天或妊娠囊最大径线<20毫米、年龄<40岁的健康妇女。

② 有人工流产高危因素者，如瘢痕子宫、哺乳期、子宫畸形或严重骨盆畸形等。

③ 有多次人工流产史，对手术流产有恐惧心理者。

药物流产的禁忌症：

① 有使用米非司酮的禁忌症，如肾上腺疾病及其他内分泌疾病、血液病、血管栓塞等病史以及妊娠期皮肤瘙痒史。

② 有使用前列腺素药物的禁忌症，如心血管疾病、青光眼、哮喘、癫痫、结肠炎等。

③ 带器妊娠、宫外孕。

④ 其他。如过敏体质、妊娠剧吐，以及长期服用抗结核药、抗癫痫药、抗抑郁药、抗前列腺素药等。

12. 药物流产该如何用药？

先用米非司酮2天，第3天加用米索前列醇。

1）米非司酮的服法 每次服药前、后各禁食1～2小时。有两种方案：第一种，第1天早晨空腹首剂服米非司酮50毫克（2片，25毫克/片），8～12小时后服25毫克。第2天早、晚各服米非司酮25毫克。第3天早上7点左右服米非司酮25毫克，1小时后加用米索前列醇。第二种，第2天和第1天同样服法，即早2片、晚1片，第3天加用米索前列醇。

2）米索前列醇的服法 在首次服用米非司酮后36～48小时（第3天上午）到医院，空腹1小时后服米索前列醇600微克（3片），可于3小时后加服3片，并留院观察。

13. 药物流产有哪些副作用？

用药过程中可出现恶心、呕吐、腹泻等胃肠道反应，以及子宫强烈收缩而致的明显腹痛。一般在妊娠囊排出后可自行缓解，多数能耐受。其他少见副作用有皮疹、头晕、发热、面部潮红、乏力、肝功能轻度异常等。

14. 如何判断药物流产是否成功？

1）**完全流产** 用药后妊娠囊完整排出，出血自行停止，B超检查宫内未见残留，尿HCG阴性，子宫恢复正常大小，月经自行复潮。

2）**不全流产** 用药后妊娠囊自然排出，但在随诊过程中出血多或出血时间长，B超检查提示宫内妊娠物残留，多为蜕膜残留，此时需行清宫术清除残留物。

3）**流产失败** 用药1周后仍未见妊娠物排出，B超检查仍见宫内妊娠囊或残留物，需行清宫术。

15. 药物流产的注意事项有哪些？

① 服用米非司酮期间，如出现阴道流血多或有组织物排出，应提前到医院就诊。

② 米索前列醇应在医院使用，服药者应密切注意阴道流血情况及妊娠囊排出时间。妊娠囊排出后，由医生检查并做登记，观察2小时无异常情况可离院，并于2周后复诊。如观察6小时后仍未见妊娠囊排出，阴道流血不多，可离院，并于1周后复诊，行B超检查，如提示有妊娠物残留，应行清宫术。

③ 用药后如出现阴道流血量多，或流血持续3周以上伴发热等，应就诊。

④ 药物流产后月经恢复前禁止性生活。

16. 哪些人药物流产成功率低？

① 孕期越长，药物流产效果越差。B超提示妊娠囊平均直径＞20毫米者，成功率明显下降。

② 肥胖的孕妇药物流产失败率较高。

③ 孕产次数多，发生生殖器官炎症的概率增加，会影响蜕膜自子宫壁剥离，所以失败率也会增加。

④ 后倾后屈位子宫者，宫腔内容物不易排出，失败率增加。

⑤ 有剖宫产史者，子宫收缩力下降，可导致不全流产。

⑥ 年龄＞35岁者，失败率明显增加。

（苏淑军）

宫外孕

1. 什么是宫外孕？

宫外孕的学名叫异位妊娠，是指受精卵着床于子宫腔以外的地方，如输卵管、卵巢、宫颈、子宫角、手术瘢痕等部位。其中，最常见的是输卵管部位的异位妊娠。正常情况下，精子与卵子在输卵管结合成受精卵，受精卵移动到宫腔着床并慢慢生长。当输卵管不通畅或存在炎症时，受精卵无法移动到子宫腔，而是停留、着床在输卵管，然后逐渐发育、长大。

2. 宫外孕会有怎样的表现？

1) **停经** 即超过了你的月经周期时间后，月经仍未到来。

2）**阴道出血**　通常色黯红，量少。少数患者量较多，类似月经。部分患者发生阴道出血的时间与正常月经的时间相近，所以会被误认为是月经。

3）**腹痛**　表现为下腹部疼痛，有些患者的疼痛类似痛经，有些患者会出现左侧或右侧的疼痛，当受精卵所在输卵管部位破裂时会发生急性出血，血流入腹腔中会发生剧烈的腹痛，难以忍受。

4）**头晕、恶心**　出血较多时会出现头晕、恶心的症状，患者通常面色苍白。

3. 为什么会发生宫外孕？

宫外孕的发生通常是由于输卵管曾经或正处于炎症状态、输卵管曾经接受过手术、先天性输卵管发育不良、辅助生殖技术等因素造成的。

4. 宫外孕有危险吗？

输卵管中的胚胎发育到一定程度，会导致该部位的组织被撑破，造成大量出血，继而发生腹痛、恶心、呕吐、血压下降、失血性休克，若不及时进行确诊、抢救，往往会产生很严重的后果。因此，一旦发现宫外孕，需及时到正规医院进行治疗。

5. 宫外孕怎么治疗？

　　发现自己有相关症状后，必须马上到正规医院进行诊疗，不可一再忍痛或擅自服用止痛药物。在和医生交流的过程中，不要隐瞒自己的病情，是否已婚、是否有过性生活、上次月经来潮的时间都要如实告知医生，这对诊治非常重要。确诊后，通常有保守和手术两种治疗方式，医生会根据患者的意愿、病情、生育需求对治疗方式提出建议。大家千万不要执意坚持保守治疗，要理性地选择适合自己的治疗方法。保守治疗相对耗费时间、精力，有一定的失败率，但患者受到的创伤小；手术治疗相对成功率高，效果立竿见影，但创伤较大。

（王　佳）

不孕症

1. 结婚半年没怀上孩子，是不孕不育吗？

女性无避孕性生活至少12个月未孕，称为不孕症。所以，当怀疑自己不孕时，需要想想是否符合两个前提：一是有正常的无避孕性生活（如果伴侣长期分居两地，那不算符合），二是无避孕时间至少长达1年。因此，结婚半年没有怀孕，即便夫妻双方有正常性生活，那也不能诊断为不孕症。另外，不孕和不育是不同的，女性不育症是指育龄夫妻同居后女方曾妊娠但均因自然流产、早产、死胎或死产等原因未能获得活婴儿。

2. 怀孕过也生过小孩，就不会有不孕症了吗？

以前从未怀过孕，无避孕性生活1年以上而未孕的叫原发不孕；以前怀过孕，而后无避孕性生活1年以上未孕者，称为继发不孕。所以，以前怀孕过也生过小孩，也会有不孕症。

3. 平时身体没大毛病，为什么会不孕？

受精卵的形成过程是这样的：精液射入阴道内，精子离开精液经宫颈管、子宫腔进入输卵管腔，在输卵管壶腹部完成受精，受精后30个小时，受精卵借助输卵管蠕动和输卵管上皮纤毛推动向宫腔方向移动，最后在宫腔内完成着床。在这个过程中，任一环节出现问题都可能导致不孕。因此，不孕的因素非常多，包括女方因素、男方因素和不明的因素。

1）**女方因素**　分为器质性因素和功能性因素两种。

① 器质性因素：a.输卵管因素。输卵管因素比较常见，包括输卵管异常、慢性输卵管炎、医源性输卵管梗阻（如输卵管结扎、手术后炎症和粘连）。b.盆腔粘连、盆腔炎症、结核性盆腔炎、阑尾炎穿孔等引起局部或广泛的疏松或致密粘连，造成盆腔或输卵管功能和结构的破坏。c.子宫内膜异位症。d.子宫内膜病变。包括子宫内膜炎症、子宫粘连、子宫息肉等。e.子宫肌瘤。黏膜下肌瘤、较大的影响宫腔形态的肌壁间肌瘤可对妊娠产生影响。f.生殖器肿瘤。有内分泌功能的卵巢肿瘤造成持续无排卵可影响妊娠。g.生殖道发育畸形。包括中隔子宫、双角子宫、先天性输卵管发育异常等。

② 功能性因素：包括持续性无排卵、多囊卵巢综合征、

卵巢早衰和卵巢功能减退、先天性性腺发育不良、低促性腺激素性性腺功能不良、高催乳素血症、黄素化卵泡不破裂综合征等。

2）男方因素　a.精液异常。如无精、弱精、少精。b.性功能异常。包括外生殖器发育不良或勃起障碍、不射精、逆行射精等，使精子不能正常射入阴道。c.免疫因素。男性体内抗精子抗体的形成使精子产生凝集不能穿过宫颈黏液。除遗传因素和先天发育异常外，局部温度过高、吸烟、吸食大麻、酗酒等不良生活习惯以及一些器质性疾病（如神经损伤、感染、精索静脉曲张、射精管结石等）均可导致男性不育。

3）不明因素　包括免疫性因素、卵子质量异常、受精障碍、隐性输卵管因素、植入失败、遗传缺陷等。

4. 得了不孕症，需要做哪些检查？

导致不孕症的原因可来自男方或女方，有时与双方都有关。因此，第一次就诊时男女双方应同往应诊，以便医生向双方问诊，全面了解情况，问诊内容包括双方有无遗传性疾病、家族中的一些生育相关情况、性生活情况、女性月经情况等。

由于男方因素相对简单，因此，不孕症夫妇的首选检查项目应该为男方的检查。具体包括：

① 精液分析和精子形态学分析：精液分析一般检查2次。禁欲2～3天后进行精液检查。取精时应使用清洁消毒的容

器，避免使用安全套和润滑剂，标本在送检过程中注意保温。下表是目前世界卫生组织（WHO）推荐的精液分析正常值。由于整个生精过程需要80天左右，所以，如果第一次精液分析结果异常，最好间隔2～3个月后再次检查。

WHO 精液分析正常值的最低标准

项目	标准
精液容积	1.5 毫升
精子密度	15×10^6/毫升
活力（快速前向运动＋非快速前向运动）	40%
快速前向运动	32%
正常形态	4%

② 精浆果糖和射精后尿液分析：正常精液内存在果糖，如果果糖缺乏，提示精囊发育不全或精囊管梗阻。射精后尿液分析是对射精后首次排出的尿液进行镜检，可判断是否存在逆行射精。

③ 精子染色体结构分析：精子DNA的完整性与男性生育能力有关。DNA变性的比例越高，卵子受精的成功率越低。

如果男方的检查正常，则开始重点排查女方因素。

女方检查包括：

① 超声检查：推荐使用经阴道超声，目的是排除盆腔器质性疾病。检测内容包括子宫的大小和形态，肌层回声，子宫内膜的厚度和分型，卵巢内异常回声的大小及回声特征，

是否有输卵管积水征象，是否有异常的盆腔积液征象。另外，还可以检测卵泡的发育情况。

②基础体温测定：周期性连续的基础体温测定可以大致反映排卵情况和黄体功能，是排卵检测的辅助手段，特点是经济实用。睡前将体温计准备好，放在床头或枕边随手可取之处，保证睡眠6小时以上，醒后立即把体温计含入舌下至少5分钟，然后取出体温计观察温度，并在表格内记录，将各标记点用线段连接起来，即为基础体温曲线。卵巢周期性地分泌雌激素和孕激素，这可在基础体温的变化上反映出来。体温调节中枢对孕激素的作用非常敏感，排卵后，卵泡形成黄体，分泌孕激素并作用于体温调节中枢，会使基础体温上升到一定水平，一般在37～37.2℃，并持续14天。黄体期较卵泡期的基础体温高，称作高温相。排卵前（卵泡期）的基础体温仍维持在36.4～36.6℃，称作低温相。排卵时基础体温突然下降，排卵后基础体温又急剧上升，因此，有排卵月经周期的基础体温呈由低到高的"双相型"，但其高低温差必须在0.5℃以上。无排卵月经周期的基础体温为"单相型"，即在整个月经周期内无高温相期，体温波动在36.4～36.6℃。应在排卵前5天至排卵后1天隔天同房，如高温相持续25天，提示怀孕概率大。注意：测量体温时暂不要起床，保持安静；一般于月经周期第5天开始测量并记录体温，标记行经期、同房时间；为保证基础体温测定的准确性，如有失眠、感冒、腹痛、阴道出血等特殊情况，应在"备注"栏中做记录。

③ 排卵试纸检查：黄体生成素（LH）含量随女性月经周期呈周期性变化，作用是刺激卵巢内成熟卵子的释放。其峰值出现时，LH在血液和尿液中大量存在。在妇女月经周期的中期，LH分泌量急剧增加，形成LH峰后48小时内可促发排卵。LH峰后1～3天内妇女最容易受孕。尿LH峰出现在血清LH升高后的5～12小时，从尿液中检测LH含量是预测是否排卵的可靠指标。月经周期规律的女性可从月经周期的第11天开始连续测试5天，测出阳性的当天和第2天性生活。由于假阴性率和假阳性率的存在，以及月经不规律，所以可结合阴道超声监测。

④ 基础激素水平测定：该测定主要针对排卵异常女性和高龄女性（＞35岁）。包括：a.月经周期第2～4天的卵泡刺激素（FSH）、黄体生成素（LH）、雌二醇（E2）（以上激素可反映卵巢的储备功能和基础状态，判断是否存在卵巢早衰）、泌乳素（PRL）（反映是否有高泌乳素血症）、睾酮（T）（反映是否存在高雄激素血症）水平。b.下次月经前7天测定孕激素（判断是否排卵及了解黄体功能）和促甲状腺激素（TSH）（反映甲状腺功能）水平。

⑤ 输卵管通畅度检查：包括输卵管通液和输卵管造影。前者是将美蓝液或生理盐水自宫颈注入宫腔，再从宫腔流入输卵管，医生根据推注药液时阻力的大小及液体反流的情况，判断输卵管是否通畅。输卵管通液结果的判定比较依赖操作医生的经验和患者的主观感受。输卵管造影包括子宫输

卵管X线造影和子宫输卵管超声造影。通过观察造影剂注入子宫和输卵管后的动态变化，从而了解子宫腔的形态、位置，及输卵管的通畅情况。输卵管通液或造影都在月经干净后3~7天内进行。

⑥ 宫腔镜检查：宫腔镜检查可直观地观察宫腔形态、内膜厚度，双侧输卵管开口情况，是否有宫腔粘连、畸形、息肉或黏膜下肌瘤等。

⑦ 腹腔镜检查：腹腔镜检查可在直视下观察子宫、附件的大小和形态以及有无盆腔粘连，还可进行输卵管通液试验，直视下观察输卵管的形态及通畅度，可同时进行粘连分离术和子宫内膜异位病灶电灼术、子宫肌瘤剔除术等。

⑧ 免疫因素检查：抽血检查是否有封闭抗体、抗精子抗体、抗子宫内膜抗体、抗卵巢抗体等。

⑨ 感染因素检查：主要针对生殖道感染，包括白带常规、衣原体检查、支原体检查等。

⑩ 遗传学测试：对于有可疑遗传性疾病史、反复性流产的患者，应进行常规的遗传学检查，以便排除遗传性疾病所致的不孕。

5. 各种检查都做了，下一步要怎么办？

如果男方精液指标不正常，则建议到男科进一步诊治。

如果男方精液指标正常，女方要根据不同的病因进行个体化治疗。

1）器质性因素导致的不孕

① 输卵管因素：不孕时间<3年的年轻夫妻，如果输卵管通液或造影提示输卵管通而不畅，可以调整心态，掌握自己的排卵规律，继续自然试孕，可配合中医药的调理。如果明确存在阻塞或粘连，可行腹腔镜下输卵管造口术、整形术、吻合术以及输卵管子宫移植术，使输卵管再通。

② 卵巢肿瘤：有内分泌功能的卵巢肿瘤可影响卵巢排卵，应予以切除。性质不明的卵巢肿块，应尽量完善检查，根据肿块的大小和性质决定是否手术治疗。必要时手术探查，根据术中快速病理决定是否进行保留生育功能的手术。

③ 子宫病变：子宫肌瘤、子宫内膜息肉、中隔子宫、子宫粘连等，若影响宫腔环境，干扰受精卵着床和胚胎发育，则有手术指征，可进行手术治疗。手术方式包括腹式子宫肌瘤剔除术、腹腔镜子宫肌瘤剔除术，以及宫腔镜下肌瘤剔除、息肉切除、矫形手术或粘连分离。

④ 子宫内膜异位症：首诊应进行腹腔镜诊断和治疗，包括腹腔镜下子宫内膜异位病灶电灼术和腹腔镜下卵巢子宫内膜异位囊肿剔除术。对中重度者，推荐术后孕激素或GnRH-a治疗3～6个周期，以降低复发率。

⑤ 生殖系统结核：结核活动期应进行抗结核治疗，用药期间需采取避孕措施。治疗后，由于输卵管和子宫内膜形态发生改变，多数患者需借助辅助生殖技术妊娠。

2）排卵因素导致的不孕

① 口服药物氯米芬：机制是反馈性诱导体内促性腺激素的分泌，促使卵泡生长。适用于性激素检查提示体内有一定雌激素水平和下丘脑—垂体轴反馈机制健全的患者。月经周期第3～5天起，每天口服50毫克，连用5天。如果效果不理想，可在下一周期适当加量，每天的最大剂量为150毫克。用药期间应行经阴道超声检查监测卵泡生长情况，卵泡成熟后用绒毛膜促性腺激素（HCG）5000单位肌肉注射，36～40小时后可自发排卵。排卵后继续用药进行黄体功能支持，具体方法是加用黄体酮注射液，每天20～40毫克，肌肉注射；或微粒化黄体酮，每天2次，每次100毫克，口服；或地屈孕酮片，每天20毫克，口服；或HCG，每隔3天肌肉注射一次，每次2000单位，共12～14天。

② 注射绒毛膜促性腺激素：常在促排卵周期卵泡成熟后，一次性予以5000单位肌肉注射。机制是模拟LH峰值作用，诱导卵母细胞成熟分裂和排卵发生。

③ 注射尿促性素：月经周期第2～3天起，每日或隔日肌肉注射50～150单位，直至卵泡成熟。用药周期应行经阴道超声检查和（或）血雌激素水平测定，以了解卵泡的生长发育情况。卵泡成熟后，用绒毛膜促性腺激素5000单位肌肉注射。排卵后黄体功能支持方法同前。

3）不明原因导致的不孕

对年轻（<30岁）、女方卵巢功能良好的夫妻，可期待治疗，继续自然备孕，时间不超过3年。

对卵巢功能减退或年龄＞30岁的夫妻，可行辅助生殖技术。

① 人工授精：是将精子通过非性交方式注入女性生殖道内、使其受孕的一种技术。包括使用丈夫精液人工授精和使用供精者精液人工授精。人工授精适用于具备正常发育的卵泡、健全的女性生殖道结构（至少有一条通畅的输卵管）、正常范围的活动精子数目的不孕（育）症夫妻。

② 体外受精—胚胎移植：是指从妇女卵巢内取出卵子，在体外与精子发生受精并培养3～5天，再将发育到卵裂期或囊胚期的胚胎移植到宫腔内，使其着床发育成胎儿的一项技术，俗称"试管婴儿"。体外受精—胚胎移植适用于输卵管性不孕、不明原因的不孕、子宫内膜异位症导致的不孕、男性因素不育症、排卵异常导致的不孕、宫颈因素导致的不孕通过其他常规治疗无法妊娠者。

6. 不孕症如何预防？

感染是输卵管性不孕的主要原因，尤其是盆腔炎性疾病。所以，女性平时要注重私密处的健康护理，尽量减少宫腔操作，包括人工流产等；若有急性盆腔炎，需规范治疗；要早期发现和治疗阑尾炎，避免感染因素引发不孕。

脂肪是人体的内分泌器官之一，肥胖或过瘦都会影响排卵。体重超重者应减轻体重至少5%～10%，体质瘦弱者要纠正营养不良和贫血。

夫妻双方要改善生活方式，戒烟、戒毒、不酗酒；掌握性知识和女方的排卵规律，性交频率要适中，以增加受孕机会。

（郑泽纯）

附：避孕知识简介

1. 避孕为什么不能心存侥幸？

一般来说，完全无保护的性生活，受孕率为20%～30%。正因为如此，很多男女存在着侥幸心理，可惜偏偏事与愿违。到医院做人工流产的女性中，有相当一部分是第二次（或者更多次）来做手术的。少数女性意外怀孕的原因是避孕失败，而大多数女性意外怀孕却是因为缺乏避孕知识，认为偶尔一次无保护性生活不会凑巧怀孕，或是误以为在安全期内或者体外射精就能解决问题。意外妊娠需要采用人工流产的方式来补救，而人工流产会严重影响女性的生殖健康。

2. 什么是避孕？

人体正常受孕必须具备四个条件：一是男方能产生健

全和活动的精子，并能排入女方的阴道；二是精子进入阴道后，能保持活动能力，并能通过子宫颈和子宫腔到达输卵管与卵子结合；三是女方能排出健全的卵子，卵子能进入输卵管，得到与精子会合的机会；四是受精卵必须及时发育成胚胎到达子宫腔，且子宫腔的环境适合胚胎的生长。而避孕就是应用科学手段使妇女暂时不受孕，它主要控制上述过程中的几个环节，即抑制精子与卵子的产生，阻止精子与卵子结合，使子宫环境不利于精子获能、生存、或者不适宜受精卵着床和发育。常见的避孕法有避孕药避孕法、避孕套避孕法、宫内节育器避孕法、安全期避孕法、体外射精避孕法、手术避孕法等。

3. 哪几种避孕方式不靠谱？

1）安全期避孕法 在安全期内发生性关系就很安全吗？不是这样的。所谓"安全期"，是指女性来月经前的7天和来月经后的头8天，人们也叫它"前七后八"。精子在排出后，一般来说在3天以内能使卵子受精，但也有报道说性生活1周后精子仍保留着受精能力，因此所谓"安全期"时间非常短，对于月经周期为28天的女性而言，这段"安全"的时间仅为1周左右，而且由于气候、饮食、情绪、环境等的变化，排卵时间也会发生波动，甚至发生额外排卵，所以，安全期避孕一点儿都不可靠。

2）**哺乳期避孕法**　哺乳期时只要月经不来潮就不会怀孕吗？不是这样的。哺乳期产妇月经复潮前多有排卵，所以仍有可能怀孕。

3）**更年期避孕法**　更年期的妇女上了年纪，不可能再怀孕了，所以不需要避孕？不是这样的。虽然更年期妇女有月经紊乱的情况，但她们仍有不规律的排卵，所以，如果不避孕，仍有怀孕的可能。

4）**体外射精避孕法**　如果男性阴茎不完全插入，只在女性外阴部而不是在阴道内射精，女性就不会怀孕吗？不是这样的。精子仍有可能进入阴道并继续向子宫运动，导致怀孕。

5）**阴道冲洗法**　女性在性生活后立即用水、肥皂液甚至温可乐、药水之类的液体冲洗阴道就可以冲走精子，防止怀孕吗？不是这样的。阴道冲洗并非有效的避孕措施，而且容易引起生殖道炎症。

6）**性交后小便法**　如果女性在性生活后马上排尿就不会怀孕吗？不是这样的。女性的尿道和阴道是两个不同的管道，尿液是从阴道上方的尿道排出来的，因此不会冲走精子。

7）**性交后运动法**　如果女性在性生活后做上下跳跃之类的运动，她就不会怀孕吗？不是这样的。在无保护的情况下进行性交后，做上下跳跃或其他任何形式的身体运动都无法降低怀孕的风险，无论对方射精时女性是站着还是躺着，精子都会在射精后90秒内到达子宫的入口。

4. 什么时候可以上环?

放置宫内节育器就是我们平时所说的"上环"。宫内节育器有圆形、宫腔形、"T"字形等多种形态，一般用防腐塑料或金属制成，有的会加上一些药物，医生会根据每个人的子宫情况为其选择适当的宫内节育器。

通常在月经干净后3~7天内（其间禁止性生活）、排除生殖道炎症后即可戴环，含孕激素的宫内节育器（如曼月乐环）也可在月经快结束时放置。人工流产后可立即上环，自然流产在转经后放置，药物流产则需在2次正常月经后放置。产妇可在顺产后42天恶露已净或剖宫产半年后放置。哺乳期女性放置前要先排除怀孕。

5. 什么情况下不适合上环?

有以下情况者不宜上环：怀孕或怀疑怀孕、有生殖道急性炎症、生殖器官畸形、生殖器官肿瘤、陈旧性宫颈裂伤或子宫脱垂、宫颈内口过松、人工流产出血多、怀疑有妊娠组织残留或感染的可能、中期引产或分娩后子宫收缩不良出血、宫腔<5.5厘米或>9厘米（非分娩或大月份引产后）、近3个月内有阴道不规则流血症状、对铜过敏。

6. 上环有副作用吗？

上环后的头3个月内可能出现经期延长，经量稍多，有部分妇女会感到腹部不适或经期腹痛。这是初期未适应的表现。上环还会出现环移位至宫腔外、环嵌顿或断裂、环下移或脱落，甚至可能出现带环怀孕的情况。

7. 上环后有什么注意事项？需要定期检查吗？多久要换环？

上环后要休息3天，1周内应避免重体力劳动，2周内忌性生活及盆浴。上环后第一年的1、3、6、12个月时应进行例行检查。无特别问题后，每年例行检查一次直至停用，若有特殊情况应随时就诊。不同的子宫环使用期限不一样，一般3～8年不等。上环后应保存好医疗档案，按照医生的嘱咐按时取环或换环。在取环和换环时是最容易怀孕的，所以应同时采用其他的避孕措施。

8. 什么时候可以取环？

有再次生育指标的妇女或是出现宫内节育器并发症及副作用经治疗无效的妇女，可于月经干净3～7天内取环。年龄超过50岁、绝经过渡期停经1年内者随时都可以取环。

9. 避孕套避孕有什么好处？

避孕套是一种使用方便、值得推广的避孕工具，具有避孕和预防性传播疾病的双重功效。近年来，女性避孕套问世，它针对女性生殖器的特点，兼具了非药物性、非全身性、非侵入性等优点，女性可以借助它实现自我保护。如果每次性生活前都依照说明书正确使用避孕套，其避孕效率可高达95%以上。

10. 如何正确使用避孕套？

有些女性在发现意外怀孕后十分惊讶：为什么每次性生活都使用了避孕套还会怀孕呢？那是因为使用避孕套的方法错了。每次性行为必须用一个新的胶质避孕套，并且要根据阴茎勃起时的大小选择适当的型号。普通男性避孕套一般长19厘米，根据避孕套套口直径大小可分为大、中、小、特小四种型号，套口部直径35毫米者为大号，33毫米者为中号，31毫米者为小号，29毫米者为特小号，目前国内绝大多数避孕套都是中号，包装上的标称宽度为52±2毫米（避孕套开口部周长的一半）。使用前记得查看生产日期和有效期，过期的避孕套已经变质，容易破裂，不宜使用。平时应将避孕套保存在阴凉、干燥和不接触酸、碱、油的环境中，否则避孕套会发黏、发脆，这样的避孕套即使在保质期内也不应再使用。

使用避孕套的时候要小心撕开独立密封的包装袋，避免使用剪刀一类的利器，在阴茎勃起时将避孕套顺势向下展开，保证避孕套套住整个阴茎，套上龟头前要捏瘪避孕套顶端供储存精液用的小气囊，防止气囊中的空气遇热膨胀，使射精时精液向阴茎根部溢出。在射精后，应在阴茎疲软前以手指按住避孕套底部连同阴茎一起抽出，取下避孕套时不可让精液流出，也不要让避孕套外面的阴道分泌物接触身体。切记不要再用手抚摩女性器官，必须立刻在流动水下用肥皂水洗手。

女用避孕套在我国较少见，这种避孕套也是一次性使用的。使用方法如下：在阴茎插入以前戴上，戴套时取蹲姿或躺姿，或把一只脚踏在椅子上，从盒子里取出避孕套，用拇指和中指挤压内环，用另一只手分开阴唇，捏住内环塞入阴道，尽可能推到底。手指伸入套内，将内环向上推至宫颈，同时把外环摆在外阴部。性生活时一定要保证阴茎插入避孕套内，取出避孕套前要先将它拧一下，这样精液就被封在套内了，然后小心地拉出避孕套丢掉即可。

11. 避孕套破裂或脱落在阴道内怎么办？

如果在使用过程中发现避孕套破裂或脱落在阴道内，应停止性交，从阴道内取出避孕套，并采取事后避孕措施进行补救。

12. 对避孕套过敏怎么办？

避孕套是采用天然乳胶制成的，有些人使用后会发生过敏反应，男性表现为阴茎头部潮红、瘙痒和刺痛，严重时会发生破溃、糜烂，女性表现为外阴及阴道有瘙痒及烧灼感、白带增多等。

发生过敏反应后，需要采取下列治疗措施：停止使用避孕套，改用其他避孕措施；不要搔抓局部，也不要用热水烫洗或用肥皂清洗，避免病情加重；可局部外涂糖皮质激素软膏，口服抗过敏药物；在治疗期间及恢复正常后2周内停止性生活。

13. 避孕药有什么作用？

避孕药分内用和外用两类。

内用避孕药有口服避孕药、皮下埋植剂等。这里所谈的口服避孕药与紧急避孕用的药物不同，它们的主要成分虽然都是雌激素和孕激素，但常规的口服避孕药里面所含的雌激素剂量更低，孕激素结构更接近天然黄体酮。根据避孕作用的时间长短，口服避孕药又分为长效、短效和速效（探亲）三种。口服避孕药是通过抑制卵巢排卵、使宫颈黏液变稠、干扰子宫内膜发育、改变输卵管蠕动、抑制精子获能、抑制或杀死精子等而起作用的。

外用避孕药又叫杀精剂，是一种化学制剂。将外用避孕药放在阴道深处，子宫颈口附近，可使精子在此处失去活动能力而不能通过子宫到达输卵管与卵子结合。

14. 口服避孕药副作用大吗？会影响生育吗？

许多女性谈口服避孕药而色变，认为避孕药是激素，吃了副作用大，会导致头晕、恶心呕吐、体重增加，不仅对身体不好，还可能影响月经，导致以后生育困难。其实大家大可不必担心。随着医学的发展，口服避孕药中的孕激素经历了一代又一代的变迁，不但避孕效果逐渐提高，而且药物的副作用也在不断减轻。目前来讲，口服避孕药是一种安全可靠的避孕手段，正确使用的话有效率接近100%。现常用第三代、第四代短效口服避孕药（如妈富隆、达英-35、优思明等）进行避孕，新型口服避孕药中的孕激素成分已经非常接近人体孕酮，在避孕的同时还能给予女性更多额外获益，如缓解水肿、减轻多毛及痤疮症状，并能治疗多囊卵巢综合征，预防卵巢癌、子宫内膜癌等疾病。短效避孕药停药后即可怀孕，不需等待3～6个月，因此是健康育龄女性值得选择的常规避孕方式。

15. 哪些人不适合采用口服避孕药避孕？

当然，长期使用口服避孕药仍会对人体造成一定的影响，如增加血栓性疾病、卒中、心肌梗死的发病率等。对于是否会增加乳腺癌的发生，目前仍有争议，有待进一步研究。一般来说，有以下情况的人需慎用或禁用口服避孕药：急慢性肝炎患者、肾炎患者、心脏病特别是过去有心衰或者血栓栓塞病史者、高血压患者、糖尿病患者、恶性肿瘤患者、近期需做大手术的患者、精神病患者、哺乳期妇女及年龄＞35岁、吸烟、严重偏头痛反复发作者等。

16. 漏服避孕药怎么办？

短效避孕药必须从月经来潮的第1天（或第5天，不同药物开始用药的时间不同）开始，每晚服用1片，连服21（或22）片，不得中断。漏服避孕药可使血液中雌激素水平下降，继而出现阴道流血。据统计，漏服1次，出血率为15%；漏服2次，出血率为20%～60%；漏服3次，出血率可达

60%～100%。

如果在月经前半周期（第1、第2周）漏服1片，应在12小时内补服1片，再于原定服药时间继续服用下一片，如果发现漏服时已超过12小时，除了应立即补服一片及按原定时间服下一片之外，还应在补服药物的7天内加用其他避孕措施，如使用避孕套；如果在月经后半周期（第3周）因漏服避孕药而出现阴道流血多如月经，则应停止服药，把它算作一次月经，第5天开始再服下个月经周期的避孕药；若漏服2片避孕药，除立即补服2片外，还要在隔天再次补服2片，之后按原定时间继续每天服用1片，并在补服药物当天起7天之内加用其他避孕措施；若漏服3片以上，则应直接开始服用新一盒药物，并从当天起7天内加用其他避孕措施。

17. 服用避孕药期间出现阴道流血怎么办？

少数女性在服用短效避孕药期间会发生阴道点滴出血或月经样流血的情况，这可能是由于药物中所含雌激素、孕激素的比例与某些服药者体内的雌激素、孕激素的平衡要求不相符，不能维持子宫内膜生长所致。如果阴道流血发生在月经前半周期，常是雌激素不足引起的，可每天加用雌激素1～2片，直至周期结束一起停药；如果阴道流血发生在月经后半周期，常是孕激素不足引起的，此时应加用避孕药1片，即每天服2片短效避孕药，直到原预定停药日期再停药；如果阴道流血多，像平时月经量一样，则应立即停药，将其算作一次月经来潮，于停药第5天再继续吃下一周期的药物；如果连续几个月都出现阴道流血的情况，则要到医院检查有没有其他疾病，并改用其他避孕方法。

18. 什么是绝育术？

绝育术，也就是输卵管或输精管结扎术，它是一种安全、永久性的绝育措施，通过手术将输卵管或输精管结扎，或用药物使输卵管或输精管管腔粘连堵塞，阻断精卵相遇而达到绝育的目的，绝育术不会影响女性体内的性激素水平。已婚已育且无生育要求的夫妻可采取此方法避孕。在日本，做结扎手术被认为是解放已婚主妇的行为方式之一，也使女性对性的满意度远远高过结扎之前，而且再也不必受人工流产之苦了。相对而言，结扎输卵管的难度要比结扎输精管大，因为女性的输卵管深藏在体内。如果希望丈夫进行输精管结扎的话，夫妻双方要在术前进行充分沟通。需要注意的是，绝育术后有1%～2%的再通率，仍会导致意外怀孕。

19. 如何紧急避孕？

如果避孕套使用方法不正确，避孕套破裂或滑脱，漏服避孕药，或是宫内节育器脱落了，应该怎么办呢？这时候可以采取一些紧急避孕措施进行补救，以免发生妊娠。紧急避孕必须在无保护性生活后或避孕失败后几小时或几天内进行才有效。

经过试验的紧急避孕法超过12种，其中已明确有效的紧急避孕药主要有左炔诺孕酮和低剂量米非司酮。前者的商品名叫毓婷，属非处方用药，在房事后尽快服1片，间隔12小时后再服1片。米非司酮现在被广泛用于药物流产，其实该药很有可能是人类迄今为止最有效的紧急避孕药物，每次仅需口服25毫克（1片）即可。目前，米非司酮仍属处方用药。

有研究表明，紧急避孕药越早使用效果越好，不能超过性生活后72小时，如果是正当排卵期同房，更应尽早服药，而且服药一次只限在短时期内有效，不能再有无保护的性生活，如果服药后1小时内出现呕吐，应立即补服1片。作为一种临时性的补救措施，紧急避孕药不能替代常规避孕方法，因为它的避孕效果不如常规避孕方法效果好（有效率为52%～94%），而且左炔诺孕酮（毓婷）的孕激素含量较常规口服避孕药大10倍，如果在每次房事后都使用，长此以往，将导致非经期异常阴道流血或经期点滴出血时间延长，不仅影响女性身体健康，还会给其生活、工作带来不便。

20. 各种避孕方法的优缺点及失败率是怎样的？

各种避孕方法有着各自的优缺点，下表总结了各种避孕方法的优缺点及失败率：

各种避孕方法的优缺点及失败率一览表

避孕方法	优点	缺点	珀尔指数
安全期避孕	无副作用	月经周期不规律者不适用，失败率高	5
体外射精	无副作用	需要很强的自制力，失败率高	4
使用避孕套	无副作用，获取方便，可防性病	需男性配合，每次正确使用	2
口服短效避孕药	可调经、缓解痛经，减少卵巢癌及子宫内膜癌的发病率	需每日口服，不可漏服	0.3
放置宫内节育器	有效期长达5～10年，取环后可恢复生育力	导致月经异常、宫内炎症、环异位或脱落等	0.6
使用杀精剂	无副作用，使用方便，不影响性体验	需每次使用，不易坚持，失败率高	18
输精管或输卵管结扎	一劳永逸	不易恢复生育力	0.1
使用紧急避孕药	亡羊补牢	副作用大，如月经紊乱、恶心等	降低至少75%的受孕概率

注："珀尔指数"又称避孕指数，是国际上通用的衡量某种避孕方法可靠性的指标。它表示某种避孕方法的年失败率，如1年内100名女性采用某种避孕方法，其中有1名女性受孕，则其珀尔指数为1。珀尔指数越高，避孕失败率越高。

21. 如何选择避孕方式？

避孕方式的选择应因人而异、与时俱进，不应一概而论。

1）未婚未育妇女或新婚夫妻　最好的避孕方法是男用避孕套、女用短效口服避孕药。

2）探亲夫妻　最好的避孕方法是男用避孕套、女服探亲避孕药。不宜采用安全期避孕法，因为两地分居的夫妻相逢，难免情绪激动，往往会"即兴排卵"或"提前排卵"，安全期推算不准，很容易导致避孕失败。

3）流产后妇女　如果近期无生育计划，现在临床上比较推崇的方法是在流产当天就开始服用口服避孕药，因为这有助于子宫内膜的恢复，同时能达到避孕的效果；如果需要长效的避孕方法，人工流产术后也可以放置宫内节育器。

4）哺乳期妇女　以男用避孕套为主。顺产后6周或剖宫产半年后也可使用宫内节育器避孕。哺乳期妇女不宜用口服避孕药，因为它可影响乳汁的分泌和婴儿的生长发育。

5）已婚已育又无再次生育计划的妇女　以结扎术最佳。

6）更年期妇女　以使用避孕套、避孕膜、避孕栓为佳，不宜口服或注射避孕药。

22. 避孕失败了，怀上的孩子能要吗？

目前，任何一种避孕方法都不是百分之百有效，意外情况还是会发生。那么，避孕失败了，怀上的孩子会不会有问题呢？这要根据不同的避孕措施来讲。

避孕套主要是阻止精子进入子宫腔，使精子与卵子不能相遇结合而达到避孕目的。如果在使用过程中避孕套破裂、脱落造成避孕失败而怀孕，胎儿并不会发生畸形。宫内节育器的避孕原理主要是改变宫腔内环境，不利于精子生存和受精卵种植。节育器避孕失败而怀孕，这种情况下，虽然受精卵没有受到损害，但带环妊娠的流产、早产、胎盘早期剥离的发生率较高，也可能出现胚胎长在节育环上的情况，会影响胎儿肢体、器官的生长发育。因此，带环妊娠的妇女应及早进行人工流产，终止妊娠并取出节育环。口服避孕药主要是通过抑制排卵来达到避孕目的，由于受使用方法、药效等因素的影响，口服避孕药有一定的失败率。如果是在口服第二代短效避孕药或使用长效避孕针期间怀孕，最好终止妊娠，因为药物已对宫内环境造成影响，很有可能使胚胎受到损伤，如果孕妇本人坚决要求继续妊娠，应于妊娠6～8周时取绒毛组织进行染色体检查，或在妊娠16～20周行羊水穿刺术，抽取羊水进行羊水细胞的染色体检查，同时需动态观察母体血中的甲胎蛋白含量，注意B超下的胎儿大体形态和内脏结构是否异常，一旦发现异常应及时终止妊娠，以避免缺陷儿的出生。大规模的流行病学调查研究表明，如果服用的是第三代短效口服避孕药，因服药方法问题而导致避孕失败，并不会增加胎儿的致畸率，因此可以继续妊娠。至于服用紧急避孕药避孕失败的妇女能否继续妊娠的问题，有研究表明，紧急避孕药对孕妇、胎儿不会产生伤害，不会增加流产、畸形及妊娠并发症的风险，但从优生优育的角度考虑，临床上仍建议当事双方权衡利弊风险，决定孩子的去留，要求继续妊娠者，需定期随访产检，发现异常及时终止妊娠。

其实，既然想到了"避孕"，那就说明本来是不想要孩子的，只是避孕失败了，又怕流产带来的伤害，所以才有了"要还是不要"的纠结。因此，最根本的解决办法就是合理选择避孕方式，正确避孕，不要用紧急避孕药替代常规避孕方法。

（李依芬）